主编 杨卫平 夏同珩

实用中草药野外识别图谱（1）

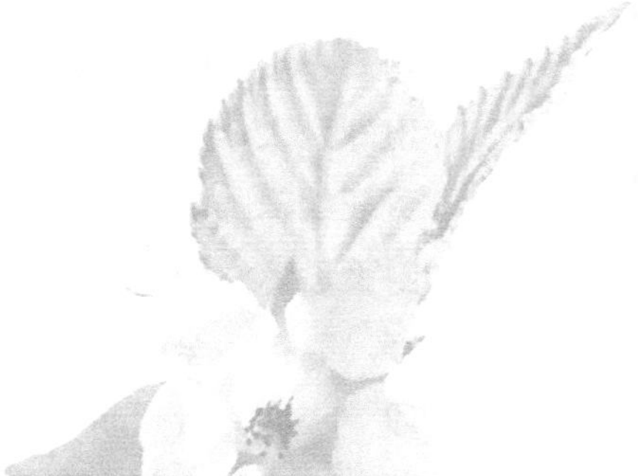

贵州科技出版社
·贵阳·

图书在版编目（CIP）数据

实用中草药野外识别图谱. 1 / 杨卫平，夏同珩主编. 贵阳：贵州科技出版社，2024. 9. -- ISBN 978-7-5532-1397-2

Ⅰ. R282.71-64

中国国家版本馆 CIP 数据核字第 2024JB9034 号

实用中草药野外识别图谱（1）

SHIYONG ZHONGCAOYAO YEWAI SHIBIE TUPU (1)

出版发行	贵州科技出版社
地　　址	贵阳市观山湖区会展东路 SOHO 区 A 座（邮政编码：550081）
网　　址	https://www.gzstph.com
出 版 人	王立红
责任编辑	刘金金
封面设计	熊　锋
经　　销	全国各地新华书店
印　　刷	贵州新华印务有限责任公司
版　　次	2024 年 9 月第 1 版
印　　次	2024 年 9 月第 1 次
字　　数	140 千字
印　　张	9.5
开　　本	710 mm × 1000 mm　1/16
书　　号	ISBN 978-7-5532-1397-2
定　　价	48.00 元

《实用中草药野外识别图谱（1）》

编委会

主　编　杨卫平　夏同珩

编　委　（以姓氏笔画顺序排列）

云雪林　尹武燕　刘　明　刘绍欢

李文科　杨卫平　宋胜武　张　洁

张庆乾　陈　芳　周　静　夏同珩

梅　颖　董发发　潘晓英

前　言

从古至今，医药之术始终是推动人类文明发展的重要力量。我国以中药防治疾病的历史，跨越数千年，为中华民族的昌盛及民众健康构筑了稳固基石。历代医者在与疾病抗争的历程中，不断积淀实践智慧，形成了一部部翔实的用药宝典，为现代医学健康领域提供了宝贵的经验和资源。

中医药学，既是我国文化遗产的瑰宝，亦是古人与病痛奋战的智慧凝聚。在快节奏生活、环境污染与药物滥用等现代健康挑战面前，人们日益渴望从古籍中探寻健康真谛。然而，古代本草典籍的晦涩语言与粗略描述，甚至是缺漏，造成了现代人理解与应用的障碍。

为克服这一难题，我们深入研习了大量古典文献，精心筛选了近1800种临床常用的中草药，细致撰写其识别与应用的相关知识。为增强直观性，我们精选了数千幅有关药材的精美图片。本书不仅内容丰富、结构清晰，且语言通俗、图文并重，旨在引领大众深入理解中医药的博大精深，更好地促进中医药的发展和进步。

全书内容设置有【来源及药用部位】、【形态特征】、【性味功效】、【常用配方】等，同时，每种药物均配有1～2张原植物、动物或矿物及药材彩图。

本书的文字编写由贵州中医药大学药学院的教师杨卫平、云雪林、陈芳等完成。彩图的筛选参考了大量的医药文献，具体的拍摄工作主要由杨卫平、夏同珩、刘绍欢和宋胜武等人完成。

书中涉及的部分药材来源于珍稀动植物，敬请读者严格遵守国家法律法规的要求。

本书编写过程中，参考了国内外的大量医药文献和相关书籍，在此向所有参考书和文献的原作者表示谢意。

由于编者的学识水平有限，书中难免有疏漏和不足，敬请广大读者进行指正。

编　者

2024 年 7 月

目 录

一支箭

来源及药用部位	瓶尔小草科植物瓶尔小草 *Opioglossum vulgatum* L. 的全草。
形态特征	多年生蕨类小草本，高 10 ~ 20 cm。根茎圆柱形，棕黄色，近肉质。单叶根生，柄细长，穗梗从叶基抽出；营养叶卵状披针形，全缘，先端稍急尖，基部短楔形。囊穗梗，稍向下弯曲，顶端尖细，呈蛇尾形；孢子囊扁平，淡黄色。
性味功效	甘、酸，凉。化痰止咳，解毒。
常用配方	①治咳嗽：一支箭、兔耳风各 20 g，水煎服。②治水肿：一支箭、葵花秆、车前草各 20 g，水煎服。③治痔疮：一支箭适量，捣烂，敷患处。④治蛇咬伤：一支箭适量，捣烂取汁服，并用药渣敷患处。

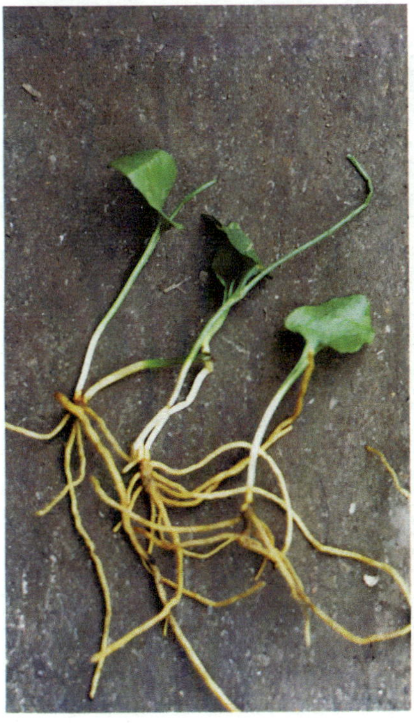

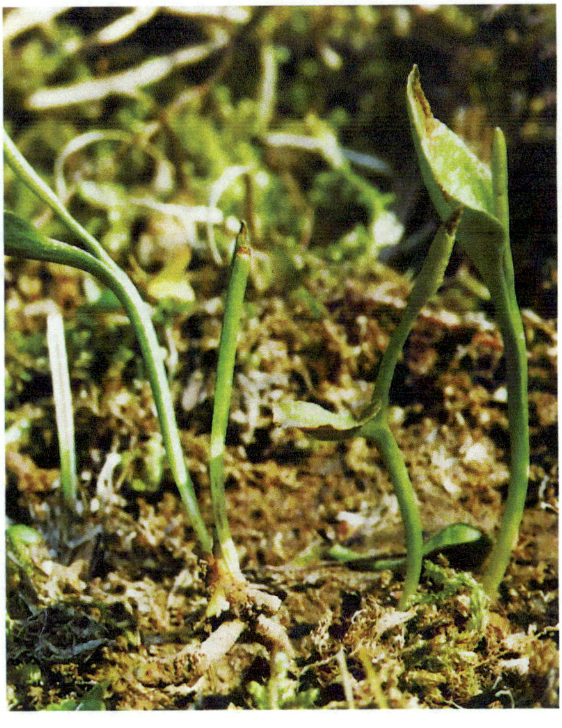

一叶萩

来源及药用部位	大戟科植物一叶萩 *Securinega suffruticosa* (Pall.) Rehd. 的嫩枝叶及根。
形态特征	灌木，高 1～3 m。根浅红棕色，具点状凸起及横长皮孔。茎多分枝，当年新枝浅黄绿色。叶互生；叶片椭圆形、矩圆形或卵状矩圆形，先端短尖或钝，基部楔形，全缘或有波状齿，两面无毛。花小、单性，雌雄异株；无花瓣；雄花簇生于叶腋；雌花单生。蒴果三棱状扁球形，红褐色，3 瓣裂。花期 7—9 月，果期 9—10 月。
性味功效	辛、苦，温；有毒。活血舒筋，健脾益肾。
常用配方	①治小儿疳积：一叶萩 15～18 g，紫青藤、六月雪、云实各 15～18 g，黑豆 14 粒，大枣 5 枚，水煎，冲红糖服。②治阳痿：一叶萩 15～18 g，水煎服。

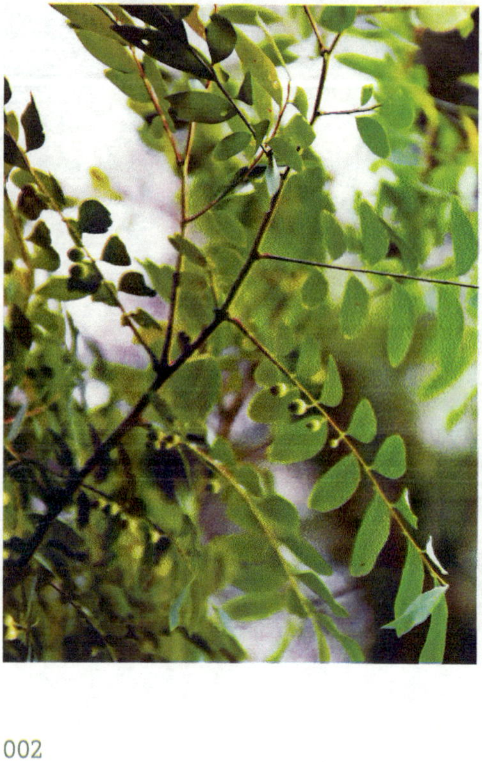

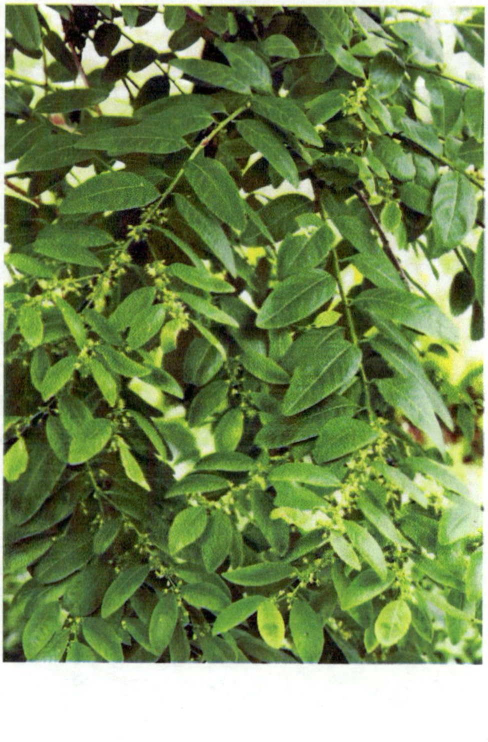

一年蓬

来源及药用部位	菊科植物一年蓬 *Erigeron annuus* (L.) Pers. 的全草。
形态特征	一年生或二年生草本，高 30 ~ 100 cm。茎直立，绿色，被短柔毛，上部多有分枝。基生叶卵形，先端尖，基部狭成翼柄；茎生叶互生，披针形，边缘齿裂或全缘。头状花序排成疏圆锥状，苞片线形；外缘舌状花白色，雌性；中央管状花黄色，两性。瘦果扁平。花期 5—10 月。
性味功效	苦，平。清热解毒，除湿止痢。
常用配方	①治瘰疬：一年蓬 10 g，水煎服。②治湿热痢疾：一年蓬、仙鹤草、苦荞头各 10 g，水煎服。③治疮痈肿毒或外伤出血：鲜一年蓬适量，捣烂，敷患处。④治尿血：一年蓬、旱莲草各 30 g，水煎服。

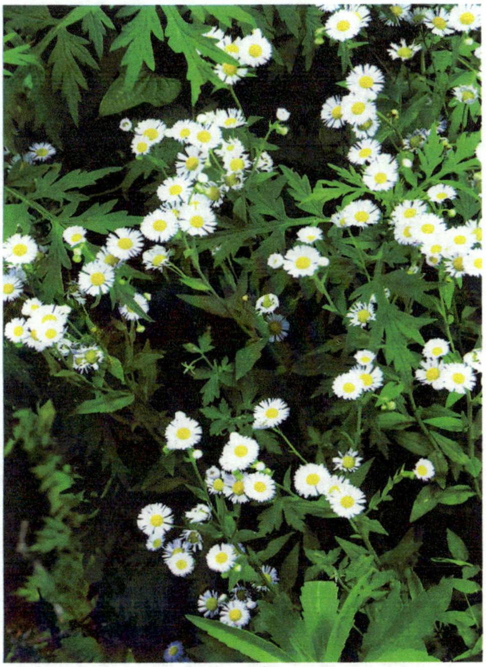

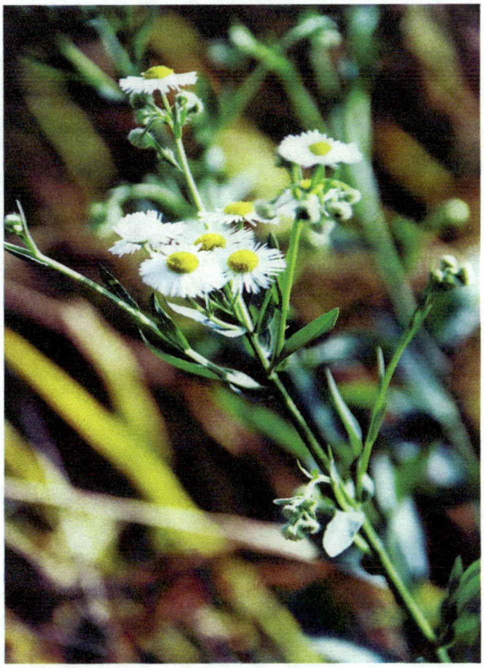

一朵云

来源及药用部位	阴地蕨科植物阴地蕨 *Botrychium ternatum* (Thunb.) Sw. 的全草。
形态特征	多年生草本，高 20 cm 以上。根茎粗壮，肉质，有多数纤维状肉质根。叶二型。营养叶阔三角形，三回羽状分裂，下羽片最大，有长柄，三角形，其上各羽片渐次无柄，呈披针形，边缘有细锯齿。孢子叶柄较长，孢子囊穗圆锥形，二至三回分裂。
性味功效	微苦，凉。化痰止咳，补虚。
常用配方	①治咳嗽：一朵云、果上叶各 30 g，水煎服。②治百日咳：一朵云、百尾笋、矮地茶各 20 g，水煎服。③治感冒发热：一朵云、青蒿、忍冬藤各 20 g，水煎服。④治病后体虚：一朵云、玉竹各 50 g，炖肉吃。⑤治肺痨久咳：一朵云、枸骨叶、矮地茶各 15 g，水煎服。

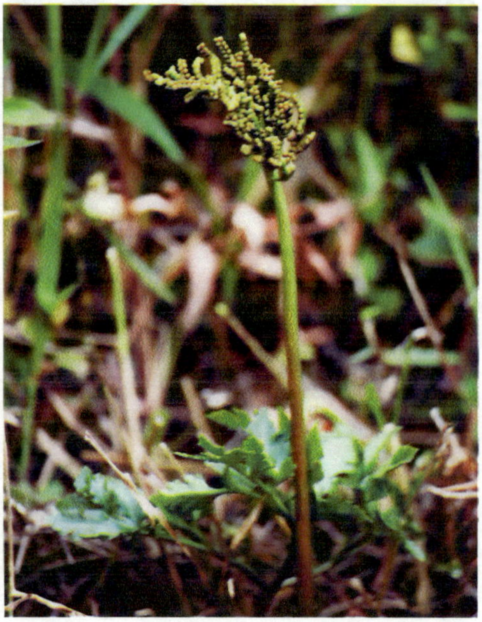

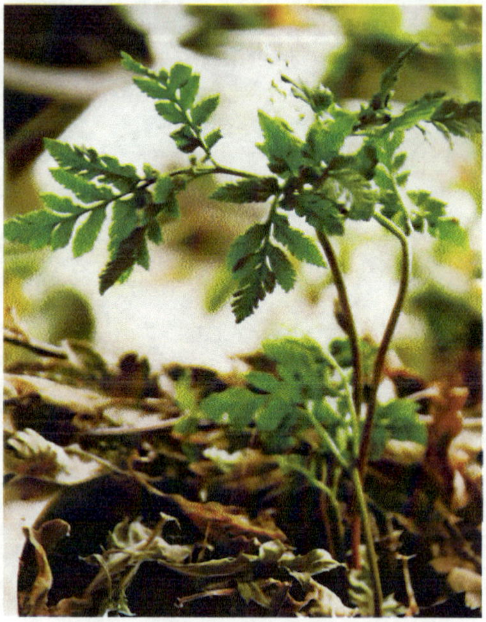

一把伞南星

来源及药用部位	天南星科植物一把伞南星 *Arisaema erubescens* (Wall.) Schott. 的块茎。
形态特征	多年生草本。块茎近圆球形，直径可达 6 cm。鳞叶紫红色或绿白色，间有褐色斑块。叶柄长，中部以下具叶鞘；叶片放射状分裂，裂片 7 ~ 20 枚，披针形或长圆形。花序柄自叶柄中部分出，短于叶柄；佛焰苞颜色多样，绿色间有白色条纹或淡紫色，或深紫色中间有白色、绿色条纹；肉穗花序。果序成熟时裸露，浆果红色。种子淡褐色。花期 4—6 月，果期 8—9 月。
性味功效	苦、辛，温；有毒。燥湿化痰，祛风止痉，散结消肿。
常用配方	①治毒蛇咬伤：鲜一把伞南星适量，捣烂，敷患处。②治风湿痹痛、麻木：鲜一把伞南星、生草乌、生川乌各等量，泡酒，取适量药酒搽痛处。③治疮痈肿痛：一把伞南星适量，磨醋，涂搽患处。④治咳嗽痰多：制一把伞南星、法半夏、枳实各 10 g，水煎服。痰黄加黄芩、瓜蒌；痰白量多，加干姜、麻黄。

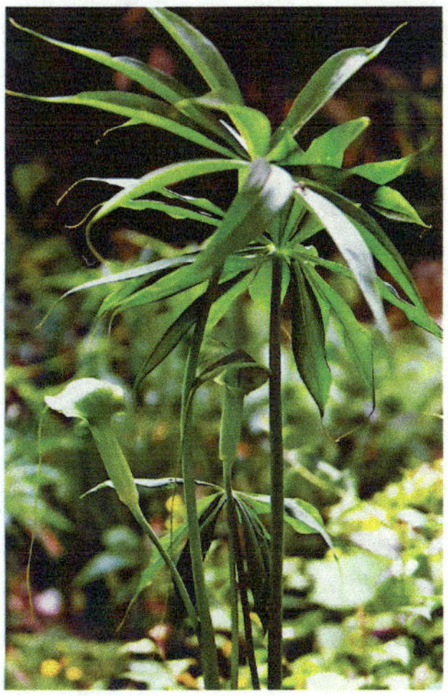

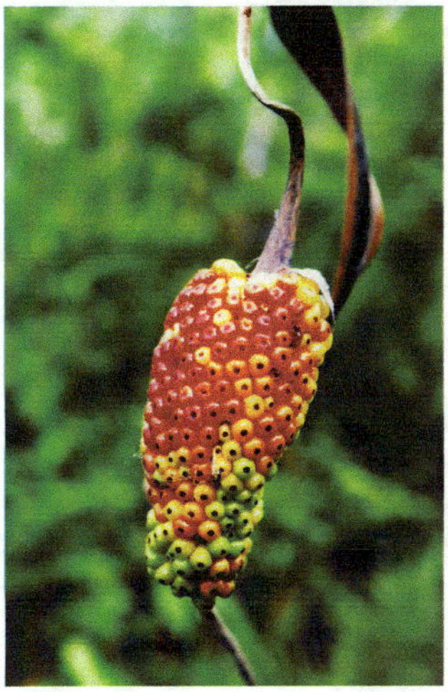

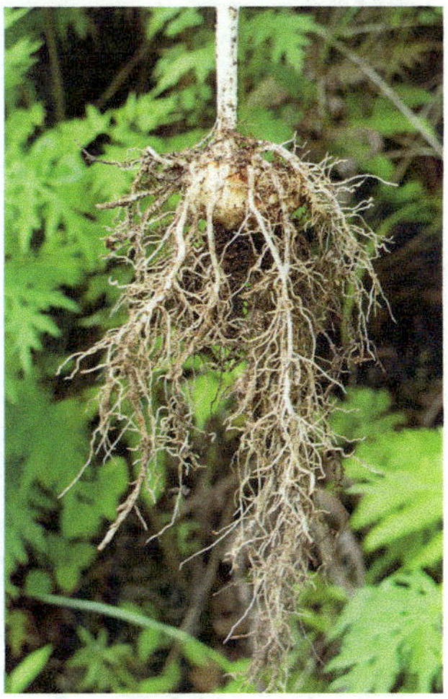

一枝黄花（金柴胡）

来源及药用部位	菊科植物一枝黄花 *Solidago decurrens* Lour. 的全草。
形态特征	多年生草本，高 30 ~ 100 cm。具粗短的根状茎，根多而细。茎直立。单叶互生；叶片呈长卵形至矩圆形，下部叶具柄、有极小锯齿，上部叶小呈披针形，近全缘，两面近光滑无毛。头状花序排列成总状花序；外缘黄色舌状花，雌性；中央筒状花，两性，花冠 5 裂。瘦果近圆柱形。花期 8—10 月。
性味功效	辛、苦，平。疏风清热，解毒消肿。
常用配方	①治风热感冒、咳嗽、咽痛：一枝黄花 10 g，水煎服。②治慢性胃痛：一枝黄花 10 g，水、酒各半煎服。③治肺痨咯血：一枝黄花 20 g，冰糖适量，水煎服。④治疮痈、乳痈：鲜一枝黄花适量，捣烂，敷患处。

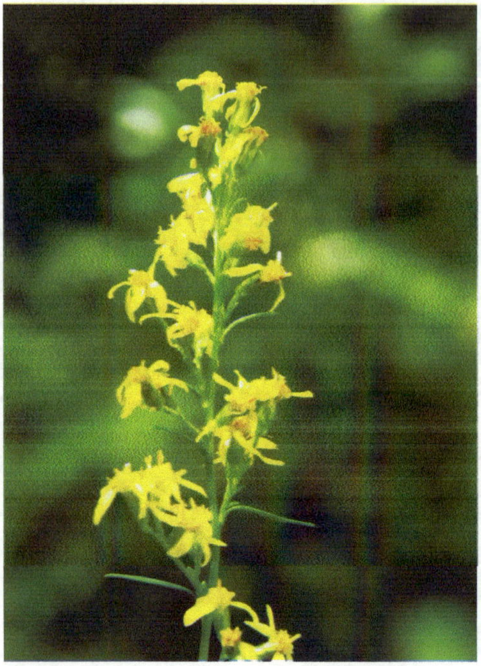

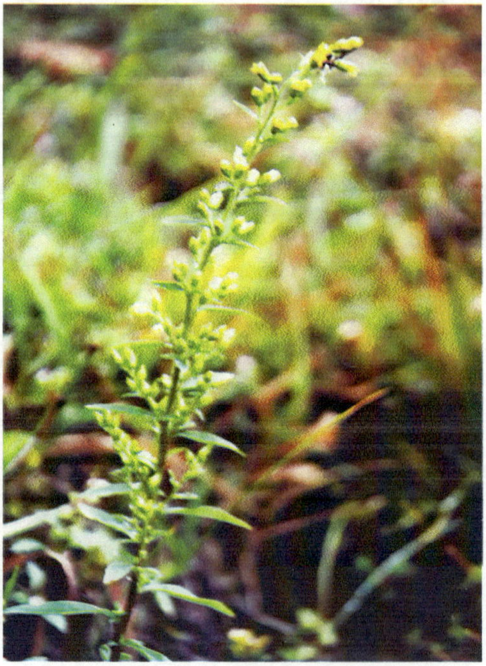

一点血

来源及药用部位	秋海棠科植物一点血 *Begonia wilsonii* Gagnep. 的根茎。
形态特征	多年生草本，高 20～30 cm。根状茎短而肥厚，横生，稍呈节状。根出叶 1～2 枚；叶片纸质，近菱形或斜卵圆形，先端尖，基部斜心形，两侧不对称，上面绿色，斜面略带紫色。花 6～7 朵，粉红色，伞房状排列，单性，雌雄同株；雄花被片 4 枚，雄蕊 10～15 枚；雌花被片 3 枚，子房纺锤形。蒴果无翅。花期 7 月，果期 8 月。
性味功效	甘、苦，微寒。养血止血，散瘀止痛。
常用配方	①治虚弱带下：一点血、一朵云各 20 g，共炖肉，吃肉饮汤。②治经闭：一点血、女儿红各 10 g，水煎服。③治跌打损伤：一点血 15 g，巴岩姜、大血藤、四块瓦、血当归各 10 g，泡酒服。

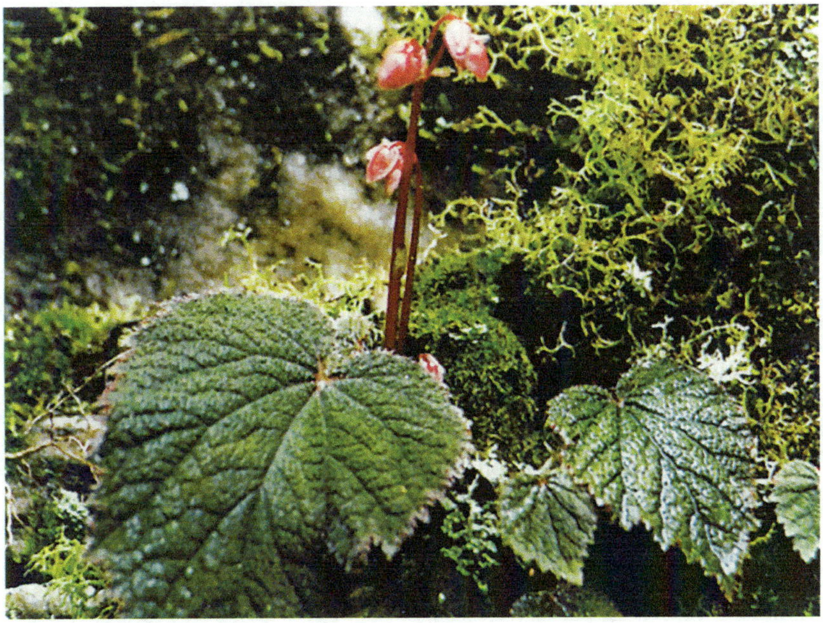

一点红（羊蹄草）

来源及药用部位	菊科植物一点红 *Emilia sonchifolia* (L.) DC. 的全草。
形态特征	一年生草本，高 10 ~ 40 cm。茎直立或近基部倾斜，紫红色或绿色，光滑无毛或被疏毛，有分枝，枝条柔弱。叶互生，无柄；叶片稍肉质，茎下部叶卵形，琴状分裂，边缘具钝齿，茎上部叶较小，全缘，上面绿色，下面常为紫红色，基部耳状抱茎。头状花序疏散；全为筒状小花，两性，紫红色，5 齿裂。瘦果狭矩圆形，冠毛白色。花期 7—11 月，果期 9—12 月。
性味功效	苦，凉。清热解毒，散瘀消肿。
常用配方	①治乳蛾肿痛：鲜一点红 90 g，水 3 碗煎成 1 碗，分次慢服。②治腹痛泄泻：鲜一点红 60 g，桂皮 6 g，水煎服。③治小儿疳积：一点红 9 g，梅片 0.3 g，水煎服。④治赤白带下：鲜一点红 30 g，食盐少许，水煎取液，熏洗患处。⑤治跌打损伤肿痛：一点红、酸咪咪各适量，捣烂，加酒少许敷患处。

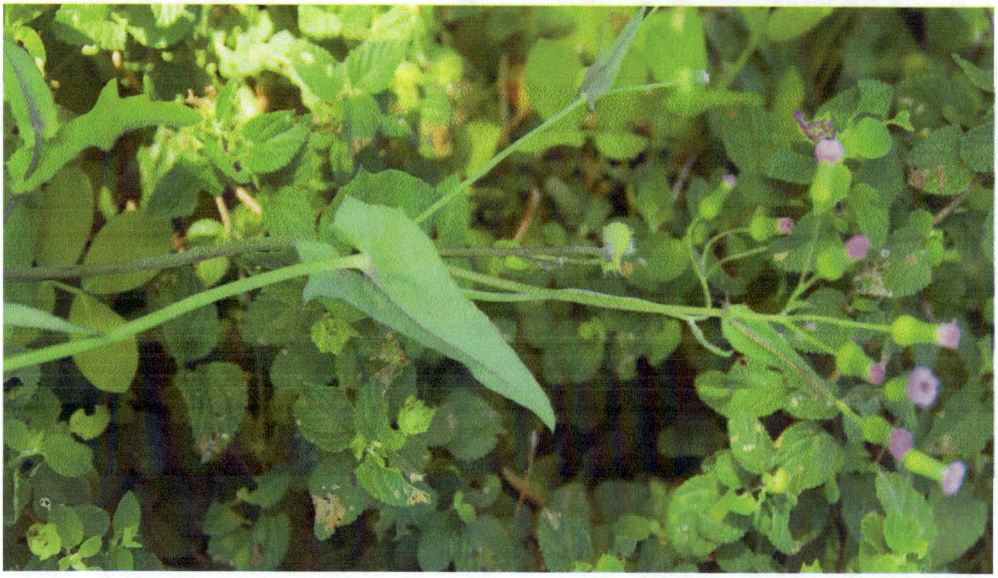

一炷香（牙痈药）

来源及药用部位	茜草科植物长节耳草 *Hedyotis uncinella* Hook. et Arn. 的全草。
形态特征	多年生草本。茎直立，单生或2～3枝丛生，方形，有节。叶对生；叶片长椭圆形或椭圆状披针形，先端渐尖，基部楔形，全缘，两面具短毛；托叶三角形，外面有短毛。花序顶生或腋生，密集成头状；萼筒倒圆锥形；花冠筒状，白色；雄蕊内藏；柱头2裂。蒴果倒卵形，熟时2裂。种子有棱。花期4—6月。
性味功效	辛、苦，凉。清热解毒，消肿明目。
常用配方	①治疮痈肿毒：鲜一炷香适量，捣烂，敷患处。②治风湿痹痛：一炷香30 g，泡酒服。③治外伤出血：一炷香适量，烘干研末，撒于出血处。

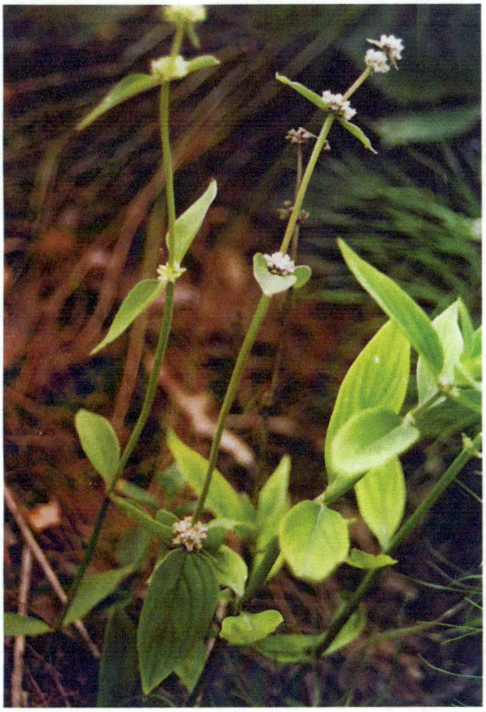

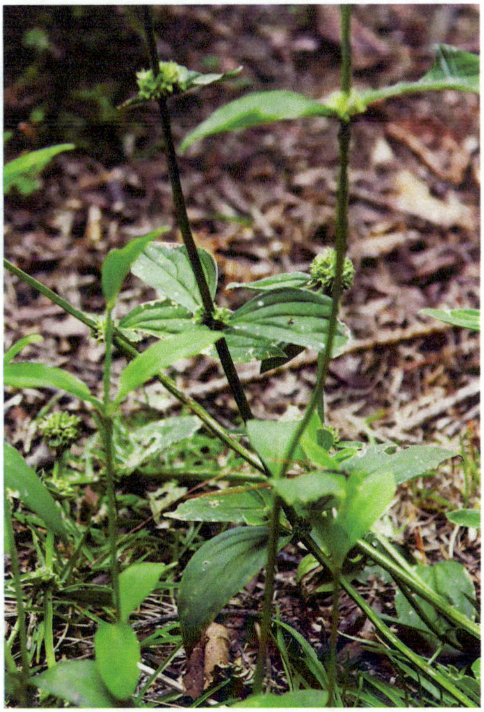

一箭球

来源及药用部位	莎草科植物单穗水蜈蚣 *Kyllinga monocephala* Rottb. 的全草。
形态特征	多年生草本。具匍匐根茎。秆散生或疏丛生，细弱，扁锐三棱形。叶线形，平张，柔弱，边缘具疏锯齿；叶鞘短，褐色，具紫褐色斑点。穗状花序 1 个，球形，具极多数小穗；小穗近倒卵形或披针状长圆形，压扁，具花 1 朵；雄蕊 3 枚；花柱长，柱头 2 枚。小坚果长圆形，棕色。花期 5—8 月。
性味功效	辛、苦，平。宣肺止咳，清热解毒，散瘀消肿，杀虫截疟。
常用配方	①治肺热咳嗽、百日咳：一箭球 30 g，水煎服。②治湿热痢疾：一箭球 30 g，水煎服。③治皮肤瘙痒：鲜一箭球适量，水煎取液，洗患处。④治跌打损伤：一箭球 30 g，水煎，少许酒冲服。

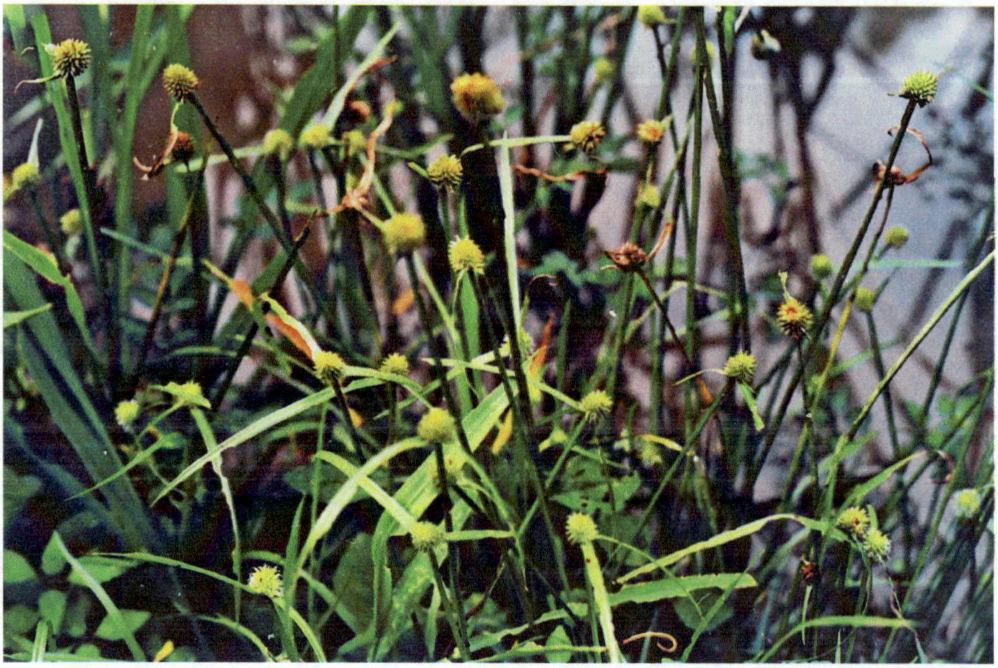

丁 香

来源及药用部位	桃金娘科植物丁香 *Eugenia caryophyllata* Thunb. 的花蕾。
形态特征	常绿乔木，高达 10 m。单叶对生；叶片革质，卵状长椭圆形。花顶生，复聚伞花序；萼筒状，先端 4 裂，齿形，肉质；花瓣白色带淡紫红色，短管状，覆瓦状排列；雄蕊多数、成 4 束与萼片互生，花丝丝状；子房下位，细长。浆果椭圆形，棕红色，顶端有宿存萼片，香气强烈。
性味功效	辛，温。温中行气，降逆，暖肾。
常用配方	①治胃寒呃逆、脉迟：丁香 9 g，柿蒂 12 g，人参 9 g，生姜 3 片，水煎服。②治水泻不止：枯矾 15 g，丁香 6 g，共研末，黄酒调服。③治牙龈肿痛：丁香、川椒（红色）等份，冰片少许，共研末，敷痛处。④治胃脘痛：丁香、郁金各 6 g，川芎 12 g，山楂 12 g，水煎服。

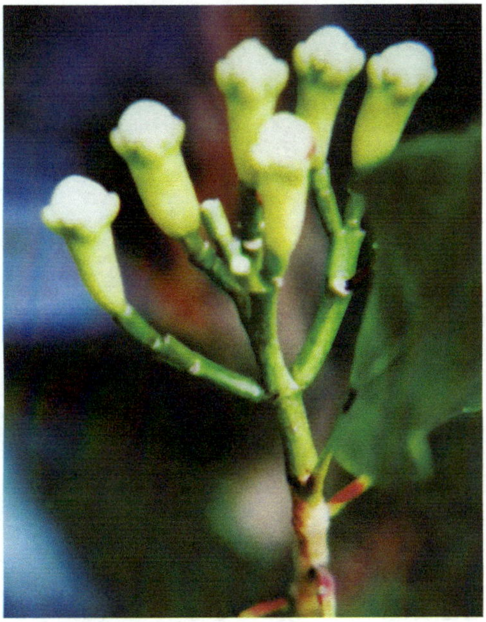

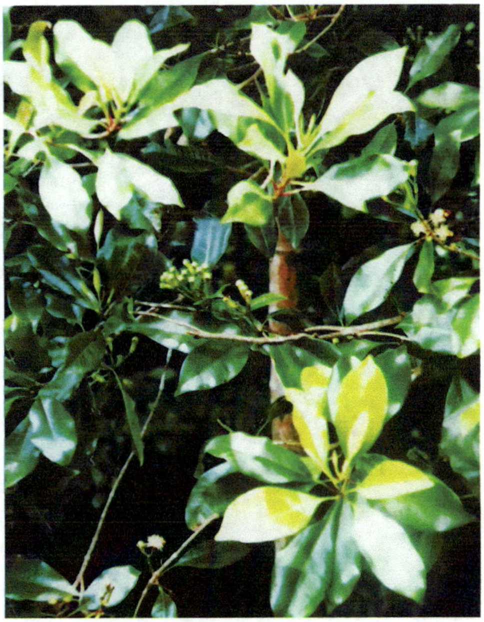

丁香蓼（水蓬砂）

来源及药用部位	柳叶菜科植物丁香蓼 *Ludwigia prostrata* Roxb. 的全草。
形态特征	一年生草本，高 20 ~ 50 cm。须根多数。幼苗平卧地上，后抽茎直立，多分枝，有纵棱，略红紫色。叶互生；叶片披针形或长圆状披针形，全缘，近无毛，上面有紫红色斑点。花两性，单生于叶腋，黄色，无柄；基部小苞片 2 枚；萼筒、子房合生，萼片 4 枚；花瓣 4 枚；雄蕊 8 枚；子房下位。蒴果线状四方形，具 4 条棱。种子多数，细小，光滑，棕黄色。花期 7—8 月，果期 9—10 月。
性味功效	甘，温。强筋壮骨，祛风除湿。
常用配方	①治小便涩痛：丁香蓼 30 g，车前草 15 g，水煎，饭前服。②治水肿：丁香蓼、地胆草各 30 g，水煎服。③治带下色黄秽臭：鲜丁香蓼 45 g，白鸡冠花 30 g，水煎服。

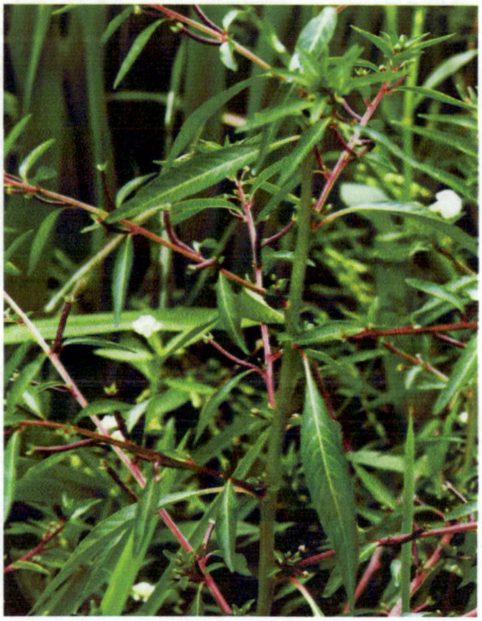

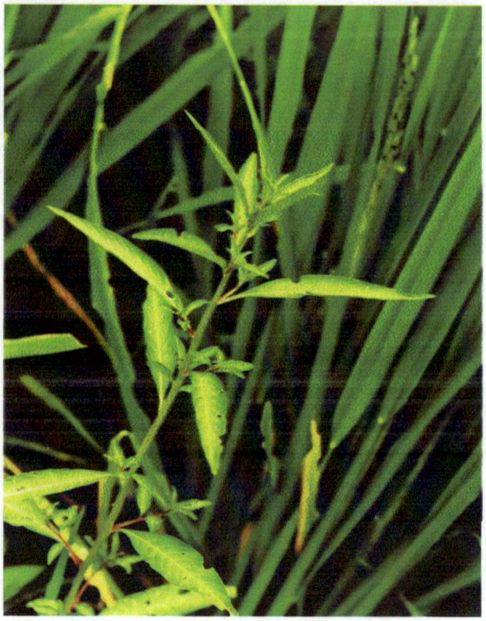

十二槐花（金槐）

来源及药用部位	唇形科植物小叶假糙苏 *Paraphlomis jauanica* (Bl.) Prain var. *coronata* (Vaniot) C. Y. Wu et H. W. Li 的根。
形态特征	多年生草本，高 30 ~ 80 cm。茎单生，钝四棱形，被倒向平伏毛。叶对生；叶柄被平伏毛；叶片肉质，椭圆形或长圆状卵形，先端锐尖或渐尖，基部圆形或近楔形，边缘疏生锯齿，上面多少被小刚毛，下面沿脉上密生平伏毛。轮伞花序；小苞片钻形，被小硬毛；花萼筒状，萼齿 5 枚；花冠黄或淡黄色；雄蕊 4 枚；子房 4 裂。小坚果倒卵球状三棱形，黑色。花期 6—8 月，果期 8—12 月。
性味功效	甘，平。滋阴润燥，止咳，调经。
常用配方	①治月经不调：十二槐花、倒触伞根各 15 g，蒸酒服。②治肺痨咳嗽：十二槐花、臭牡丹、美人蕉根、茯苓、土洋参、黑及草、对叶莲各 15 g，炖肉食。

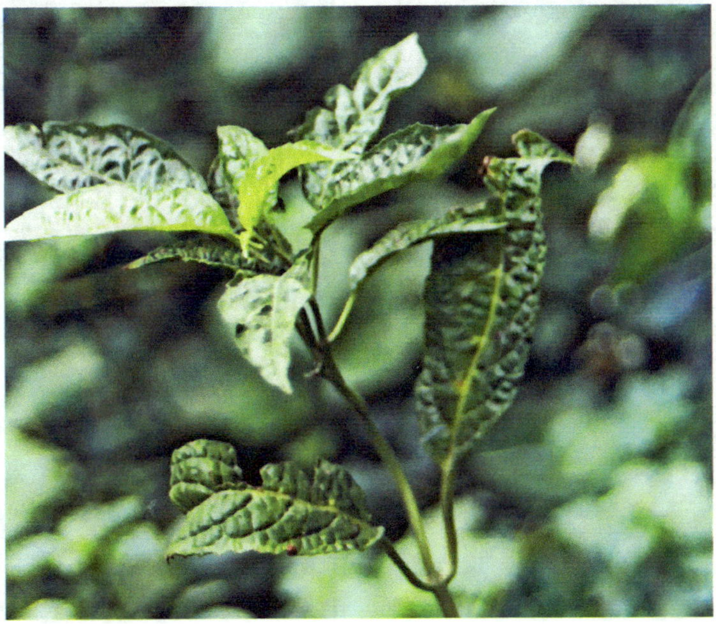

十大功劳

来源及药用部位	小檗科植物狭叶十大功劳 *Mahonia fortunei* (Lindl.) Fedde 的根或叶。
形态特征	常绿灌木，高达 4 m。根和茎断面黄色。羽状复叶互生；小叶革质，披针形，先端急尖或渐尖，基部狭楔形，边缘有 6～13 枚刺状锐齿；托叶细小。总状花序直立，4～8 个簇生；萼片 9 枚，3 轮；花瓣黄色，6 枚，2 轮。浆果圆形或长圆形，蓝黑色，有白粉。花期 7—10 月。
性味功效	苦，寒。清热，燥湿，解毒。
常用配方	①治小便疼痛：十大功劳根 8 g，马鞭草 7 g，白茅根 8 g，紫花地丁 6 g，海金沙 10 g，风轮草 8 g，水煎服。②治肺痨咳嗽：十大功劳叶 10 g，白及 10 g，矮地茶 15 g，水煎服。③治风热感冒：十大功劳叶、六月雪各 3 g，水煎服。

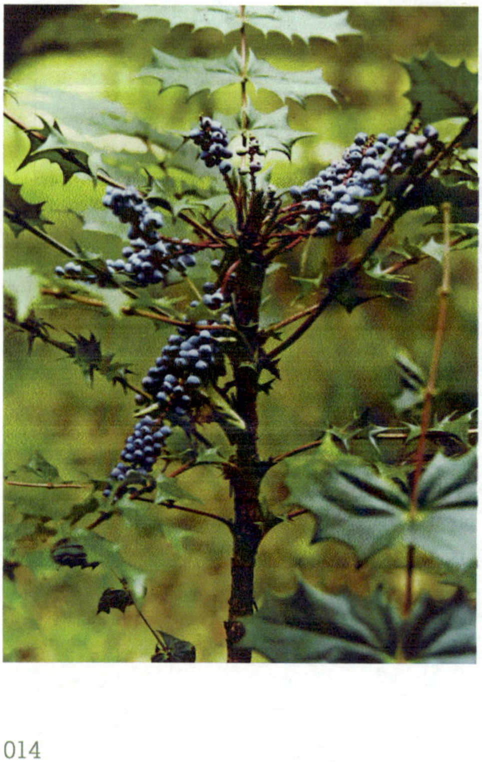

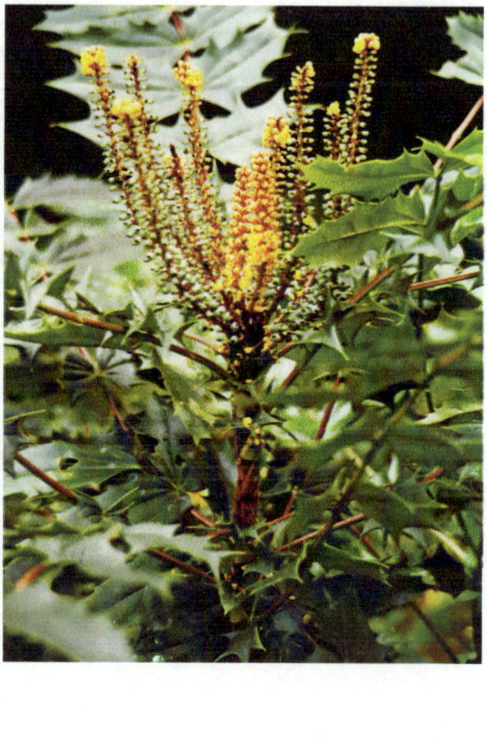

十萼茄

来源及药用部位	茄科植物十萼茄 *Lycianthes biflora* (Lour.) Bitter 的全株。
形态特征	灌木或亚灌木。茎直立，分枝，基部木质化，密被柔毛。单叶互生；有叶柄；叶片卵形，先端渐尖，基部突尖下延至柄，全缘。花 2 ~ 6 朵聚生于叶腋；萼短，阔钟状；花冠白色，裂片 5 枚；雄蕊 5 枚，花药顶裂；子房 2 室。浆果球形，熟时红色。花期 5—8 月。
性味功效	淡，凉。清热解毒，止咳，补虚。
常用配方	①治烫伤：鲜十萼茄适量，捣烂，涂敷患处。②治犬咬伤：鲜十萼茄 250 g，切碎，炒黄，酒 75 mL 煮沸，成人尽量饮酒，并取药渣涂搽伤口。

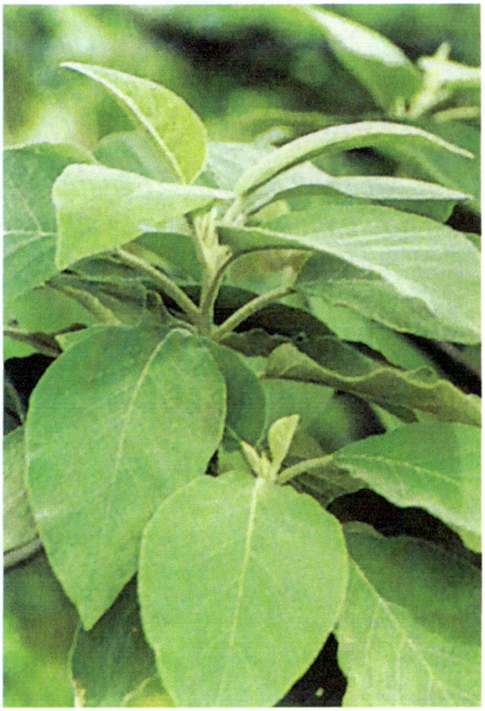

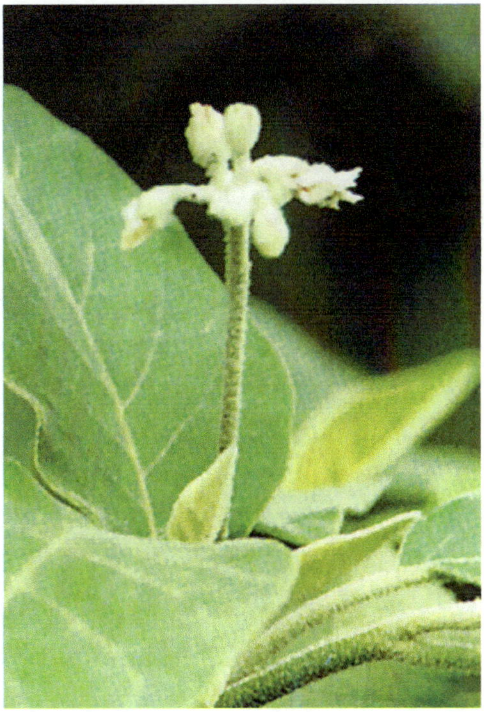

七叶一枝花

来源及药用部位	百合科植物重楼 *Paris polyphylla* Smith. 的根茎。
形态特征	多年生草本，高 30～80 cm，全株光滑无毛。根茎肥厚，结节明显。茎单一，青紫或紫红色。叶轮生；叶片披针形、卵状长圆形至倒卵形。花单生于茎端；外轮花被片 4～6 枚，内轮花被片狭长形、黄色；雄蕊 8～12 枚、排成 2～3 轮；花药短。蒴果紫色，3～6 瓣开裂。种子多数。花期 4—7 月，果期 8—11 月。
性味功效	苦，微寒；有小毒。清热解毒。
常用配方	①治痢疾：七叶一枝花 10 g，天青地白 15 g，水煎服。②治咳嗽：七叶一枝花、岩白菜各 20 g，水煎服。③治外伤出血：七叶一枝花适量，研末，撒于出血处。

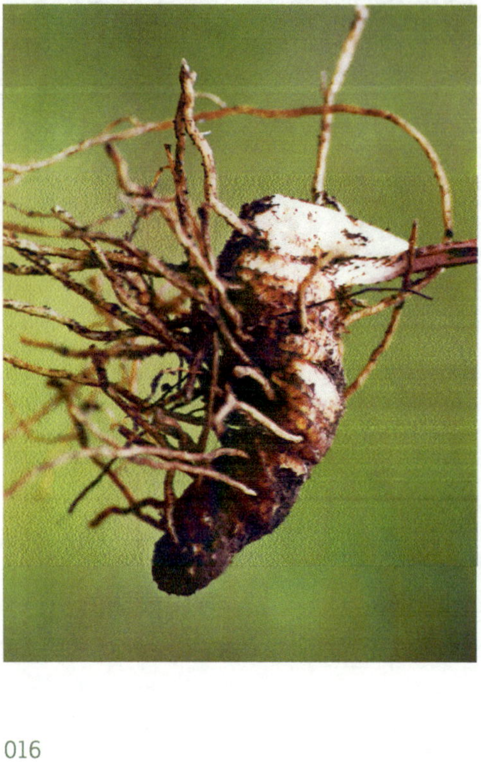

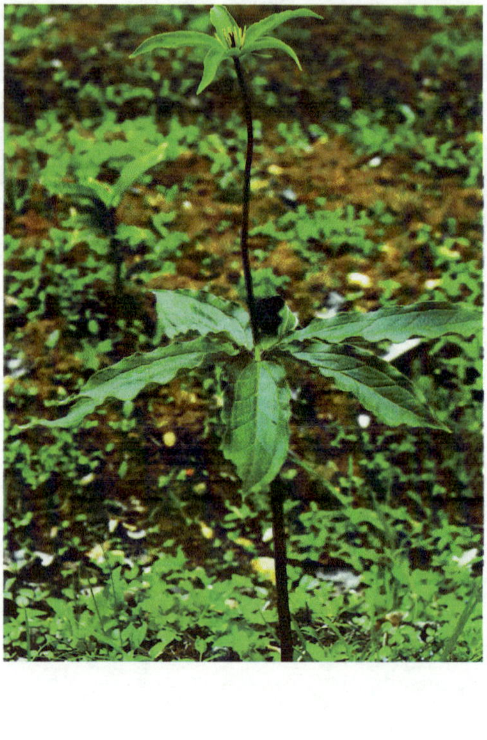

七叶莲（七叶烂）

来源及药用部位	五加科植物鹅掌藤 *Schefflera arboricola* Hayata 的茎叶和根。
形态特征	常绿蔓性灌木，高达 3 m。茎圆筒形，有细纵条纹。掌状复叶，互生；小叶革质，椭圆形、长椭圆形或卵状椭圆形，两端钝，叶面深绿色、有光泽，下面淡绿色，全缘；有长叶柄，柄基部阔大；托叶半圆形；网脉明显。伞形花序聚生成总状花序，顶生；花瓣 5 枚，肉质，白色；雄蕊 5 枚；子房下位。核果球形，熟时橙黄色。花期 7 月，果期 8 月。
性味功效	微苦，温。祛风除湿，活血止痛。
常用配方	①治跌打损伤肿痛：七叶莲 15 g，铁筷子 20 g，泡酒服。②治风湿痹痛：七叶莲 15～20 g，水煎服。③治各种疼痛：七叶莲 30 g，水煎服。

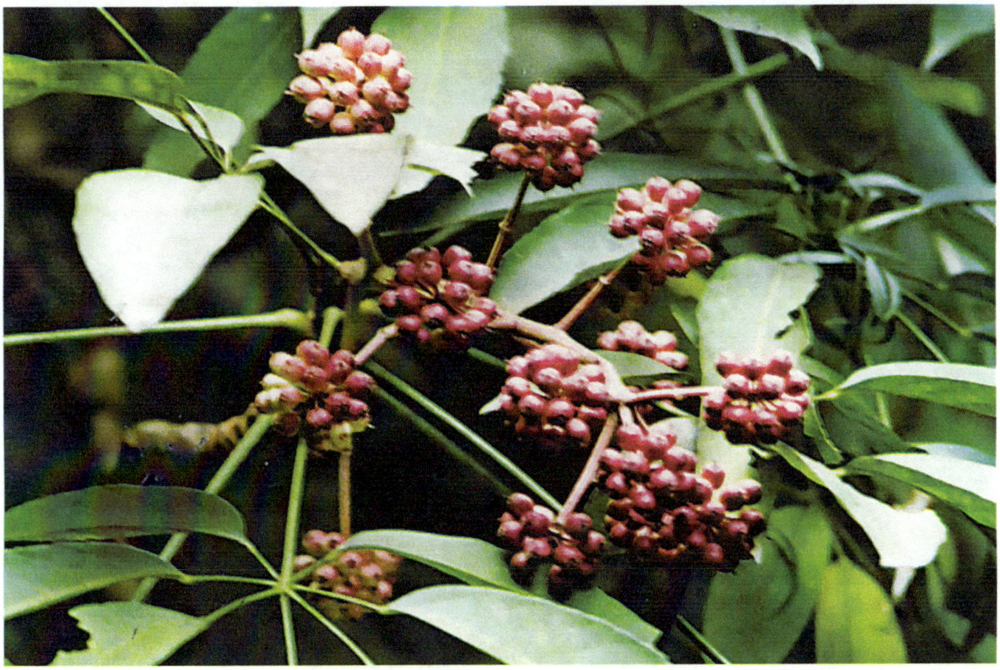

八爪金龙（百两金、紫金牛）

来源及药用部位	紫金牛科植物百两金 *Ardisia crispa* (Thunb.) A. DC. 的根及根茎。
形态特征	常绿半灌木。根木质，细长柱状，有分枝。茎少分枝，外皮灰褐色。单叶互生；叶片膜质，披针形或宽披针形，先端渐尖，基部宽楔形，边缘近全缘或微波状，两面及叶缘有细小透明油点。紫色小花数朵排成腋生伞形花序；小花梗纤细，密被短腺毛；花萼 5 裂；花冠钟状，5 深裂；雄蕊较花瓣短，花药狭长圆柱披针形；雌蕊与花瓣等长。果球形，鲜红色，具腺点。花期 5—6 月，果期 10—12 月。
性味功效	苦、辛，寒。清热解毒，散瘀止痛，祛风除湿。
常用配方	①治咽喉肿痛：草玉梅 9 g，八爪金龙 5 g，水煎取液，含漱。②治头晕：蓝布正 3 ~ 8 g，紫苏叶 9 g，夏枯草 10 g，芦根 15 ~ 30 g，八爪金龙 8 ~ 15 g，一把伞 10 g，水煎服。③治风湿痹痛：土茯苓 15 g，八爪金龙 10 g，四块瓦 10 g，岩马桑 8 g，炖猪蹄服。

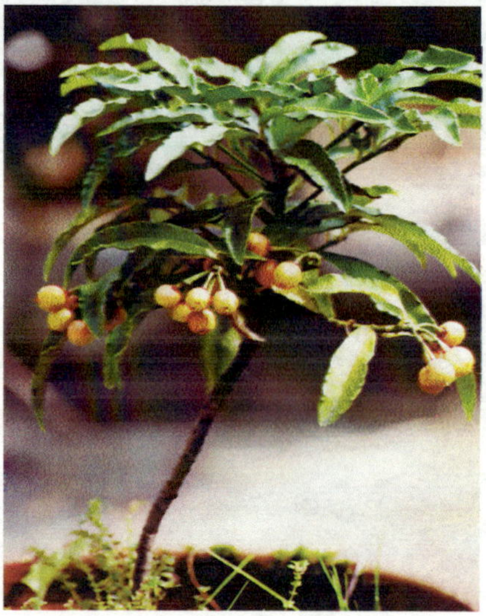

八月瓜

来源及药用部位	木通科植物三叶木通 *Akebia trifoliata* (Thunb.) Koidz. 的果实。
形态特征	落叶木质缠绕藤本，全株无毛。三出复叶；小叶卵圆形、宽卵形或长卵形，先端钝圆，基部楔形或圆形，边缘浅裂或波状。短总状花序腋生；花单性，雌雄同株；花被 3 枚；雄蕊 6 枚；雌蕊 2~13 枚。浆果肉质，长椭圆形。花期 4—5 月，果期 7—8 月。
性味功效	苦，寒。疏肝理气，活血消肿。
常用配方	①治水肿：八月瓜、冷水花各 20 g，水煎服。②治尿路结石：八月瓜 30 g，苡仁 60 g，水煎服。③治劳伤咳嗽：八月瓜、吉祥草、羊奶奶各 30 g，水煎服。④治烫伤：八月瓜 30 g，加水浓煎，取汁搽患处。

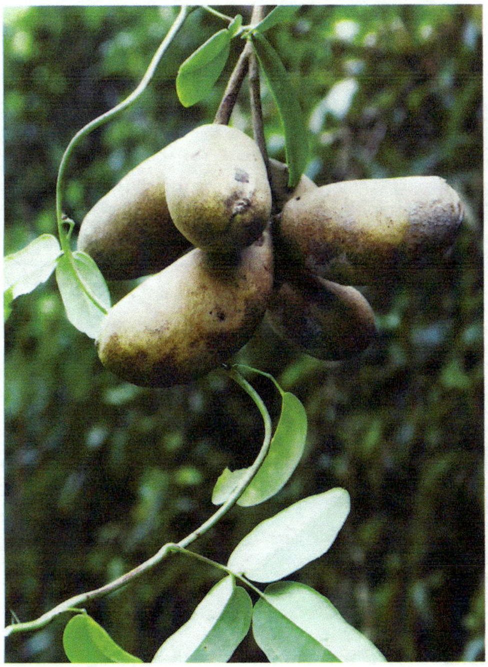

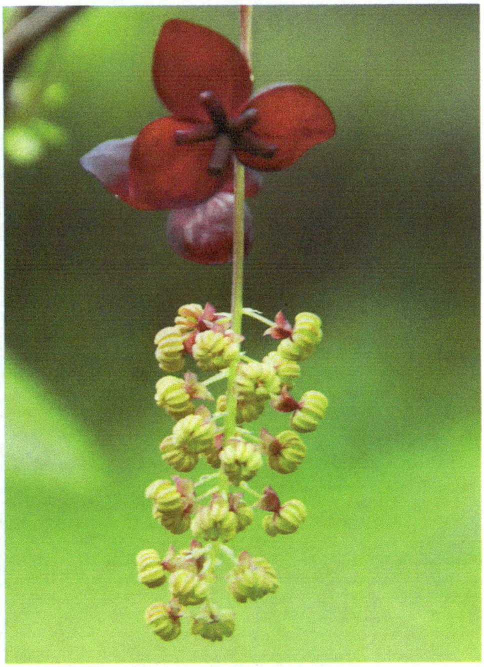

八角（八角茴香、大茴香）

来源及药用部位	木兰科植物八角茴香 *Illicium verum* Hook. f. 的成熟果实。
形态特征	常绿乔木。树皮灰色至红褐色。叶互生或螺旋状排列；叶片革质，椭圆状倒卵形至椭圆状倒披针形，先端急尖或渐尖，基部楔形，全缘，上面深绿色、光亮无毛、有透明油点，下面淡绿色、被疏毛。花单生于叶腋；萼片3枚，黄绿色；花瓣6~9枚，淡红色至深红色，宽卵圆形或长圆形。聚合果星芒状。种子扁卵圆形。
性味功效	辛、甘，温。散寒，理气，止痛。
常用配方	①治疝气痛不可忍：杏仁50 g，葱白（和根捣，焙干）25 g，八角50 g，共研末，每次服9 g，空腹，温核桃酒调下。②治膀胱偏坠：八角、白牵牛（炒）各等份，共研细末，每次3~5 g，空腹酒调下。③治腰痛如刺：八角适量，炒研，每次服6 g，食前盐汤下。

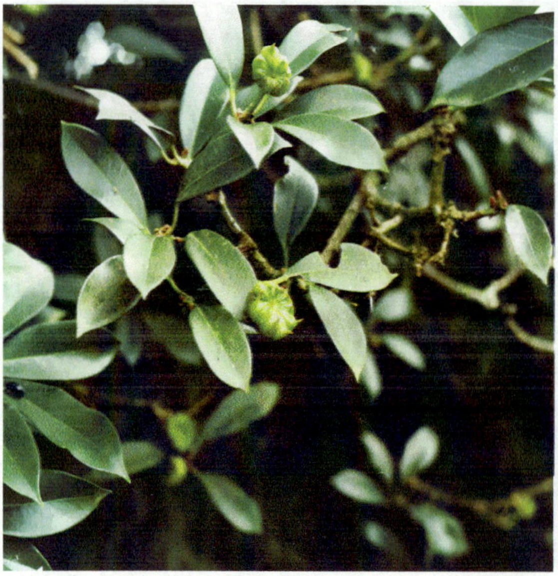

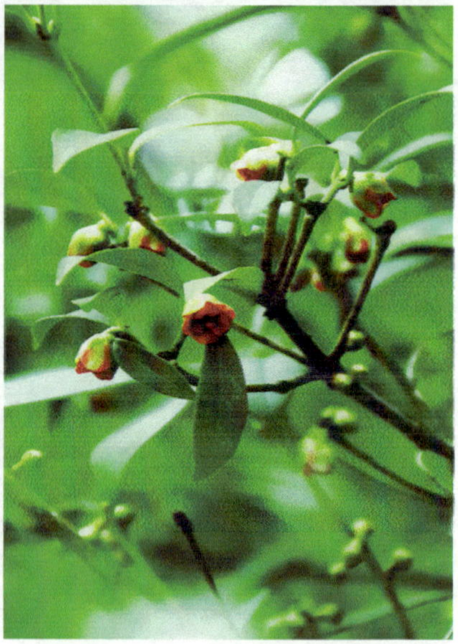

八角枫（八角风、白金条）

来源及药用部位	八角枫科植物八角枫 *Alangium chinense* (Lour.) Harms. 的根或叶。
形态特征	落叶小乔木或灌木，高 3～5 m。小枝略呈“之”字形，幼枝紫绿色。叶互生；叶柄长 2.5～3.5 cm；叶片纸质，近圆形或椭圆形，先端渐尖或锐尖，基部阔楔形或截形，有角或 3～7 分裂，上面无毛，下面脉腋内有毛。聚伞花序腋生，具花 7～30 朵；小苞片线形；花萼先端分裂；花瓣 6～8 枚，初白色，后变为黄色；雄蕊 6～8 枚；子房 2 室。核果卵圆形，熟时黑色。花期 5—7 月，果期 7—10 月。
性味功效	辛、苦，微温；有毒。祛风除湿，活血止痛。
常用配方	①治风湿痹痛：八角枫 10 g，透骨香 30 g，泡酒服。②治跌打损伤、四肢麻木：八角枫 10 g，酒、水各半煎服。③治咳喘：八角枫 10 g，山蚂蝗根 30 g，水煎服。④治疔疖肿痛：鲜八角枫适量，捣烂，敷患处。

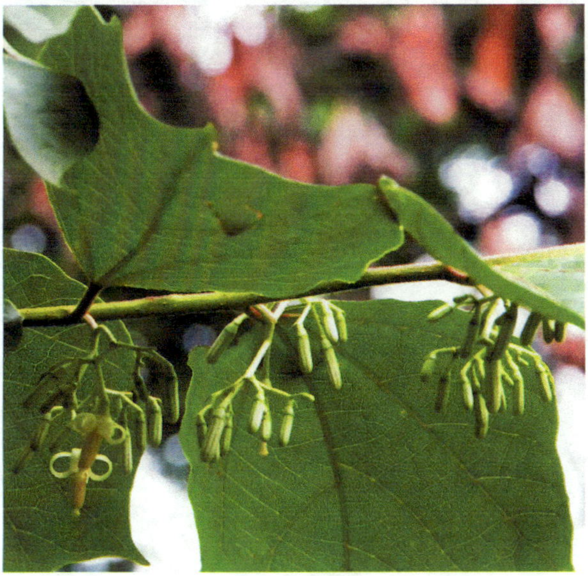

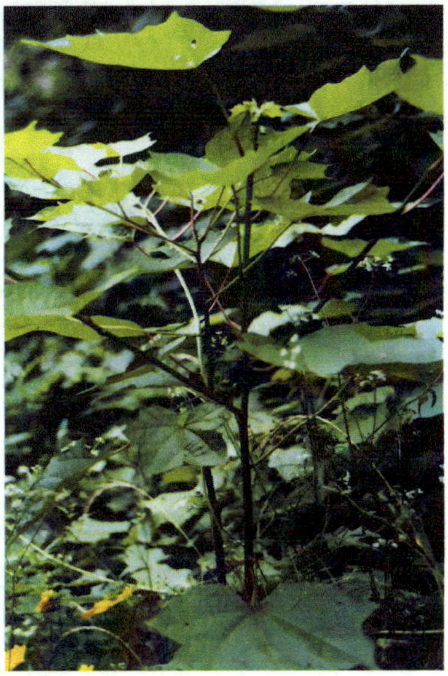

八角金盘

来源及药用部位	五加科植物八角金盘 *Fatsia japonica* (Thunb.) Decne. et Planch 的叶和根皮。
形态特征	常绿灌木或小乔木，高达 5 m。茎光滑无刺。叶柄长，基部肥厚革质；叶片掌状，深裂，裂片长椭圆状卵形，先端短渐尖，基部心形，表面绿色有光泽，边缘有锯齿或呈波状，有时边缘金黄色。伞形花序集生成顶生圆锥花序；花萼近全缘；花瓣 5 枚，黄白色；雄蕊 5 枚；子房下位，5 室。浆果球形，熟时黑色。花期 10—11 月，果期翌年 4—5 月。
性味功效	苦、辛，温；有毒。化痰止咳，祛风除湿，化瘀止痛。
常用配方	①治咳嗽、咯痰不爽：鲜八角金盘 3 g（干者 2 g），甘草 2 g，水 150 mL，煎至 80 mL，每日 3 次，饭后温服。②治跌打损伤：鲜八角金盘、鲜鸡屎藤各适量，捣烂，敷患处。

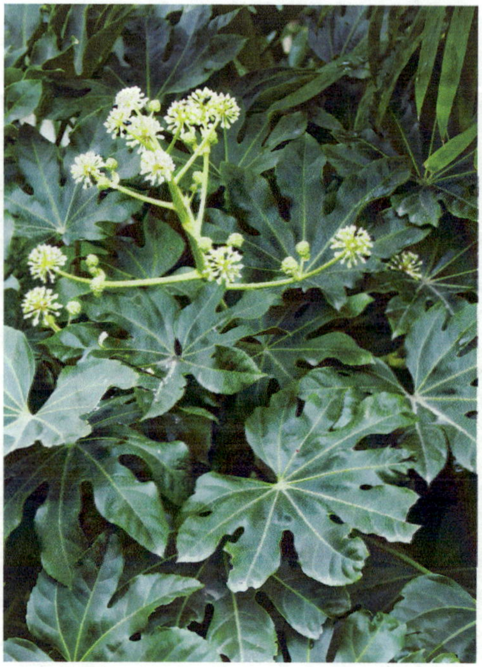

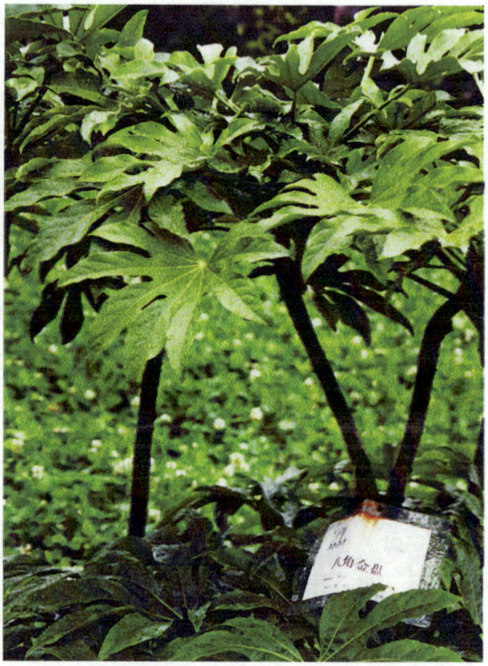

八角莲

来源及药用部位	小檗科植物八角莲 *Dysosma versipellis* (Hanse) M. Cheng ex Ying 的干燥根。
形态特征	多年生草本。茎直立，不分枝，无毛，淡绿色。茎生叶 1 枚，有时 2 枚，盾状着生，圆形。伞形花序着生于叶柄基处，花冠深红色，花瓣 6 枚，雄蕊 6 枚，萼片 6 枚。浆果椭圆形或卵形。种子多数。花期 3—6 月，果期 5—9 月。
性味功效	苦、辛，凉；有毒。化痰散结，祛瘀止痛，清热解毒。
常用配方	①治无名肿毒：八角莲、野葵、蒲公英各等量，捣烂，敷患处。②治痰饮引起的咳喘：八角莲 12 g，猪肺 100 ~ 120 g，糖适量，煲服。③治脱肛：八角莲 12 g，切细，用甜酒蒸熬，一次服完。④治跌打损伤、风湿痹痛：八角莲 3 ~ 9 g，水煎，兑酒服。

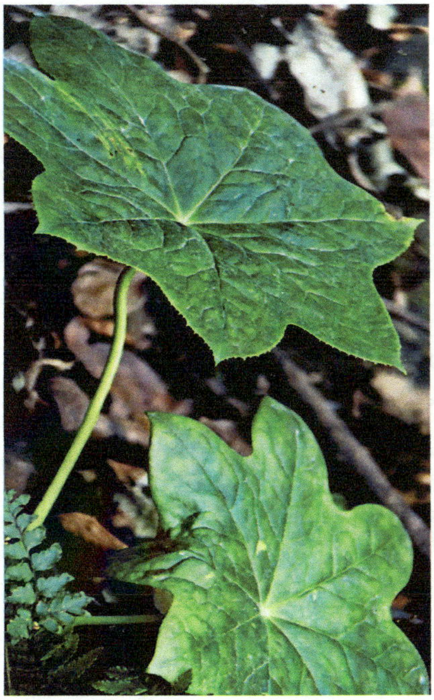

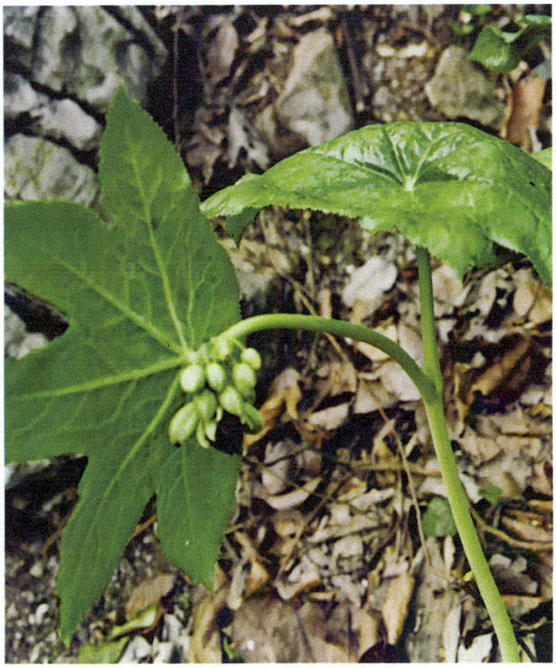

人字草

来源及药用部位	豆科植物丁癸草 *Zornia diphylla* (L.) Pers. 的全草。
形态特征	一年或多年生草本，长 20 ~ 60 cm。根较粗壮，有分枝。茎丛生，披散成匍匐状。小叶双生于叶柄顶端，呈“人”字形；叶片狭长椭圆形或披针形，厚纸质，顶端有 1 枚小刺，全缘。总状花序顶生；花数朵；苞片 2 枚；花萼膜质，二唇形；雄蕊 10 枚；子房无柄，花柱线形。荚果条形。花期 4—7 月，果期 7—9 月。
性味功效	甘、淡，凉。清热利湿，祛瘀消肿。
常用配方	①治湿热泄泻、痢疾：人字草、铁苋菜各 30 g，水煎服。②治湿热黄疸、胁痛：人字草、车前草各 20 g，马蹄草 30 g，水煎服。③治跌打肿痛：人字草、连钱草各 20 g，酒、水各半煎服。④治小儿疳积：人字草 10 g，蒸猪肝服。⑤治蛇咬伤：人字草适量，捣烂，敷患处。

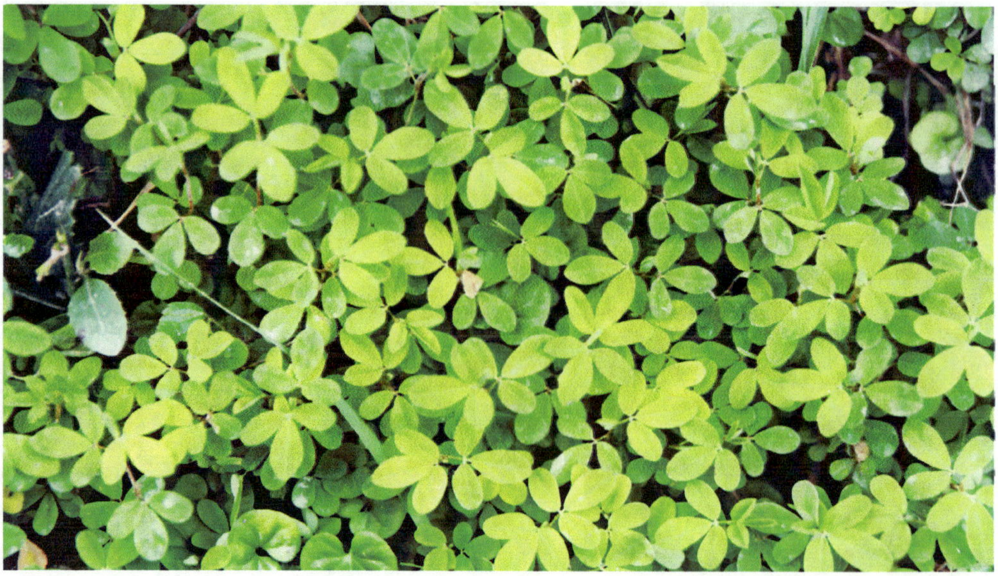

人　参

来源及药用部位	五加科植物人参 *Panax ginseng* C. A. Mey. 的根。
形态特征	多年生草本。主根肉质，圆柱形或纺锤形，常分枝。茎单一，直立无毛。掌状复叶轮生茎端；叶片椭圆形至长椭圆形，边缘有锯齿，上面沿脉有稀疏刚毛。伞形花序单个顶生；花小，淡黄绿色；花瓣 5 枚；雄蕊 5 枚；子房下位，花柱上部 2 裂。果实扁球形，熟时鲜红色。
性味功效	甘、微苦，温。大补元气，复脉固脱，补脾益肺，生津，安神。
常用配方	①治痰喘：鲜人参 15 g，核桃仁 1 个，水煎服。②治吐血：人参适量，研末，加鸡蛋清与适量水调下 5 g。③治癃闭：人参、麻黄各 15 g，水煎服。

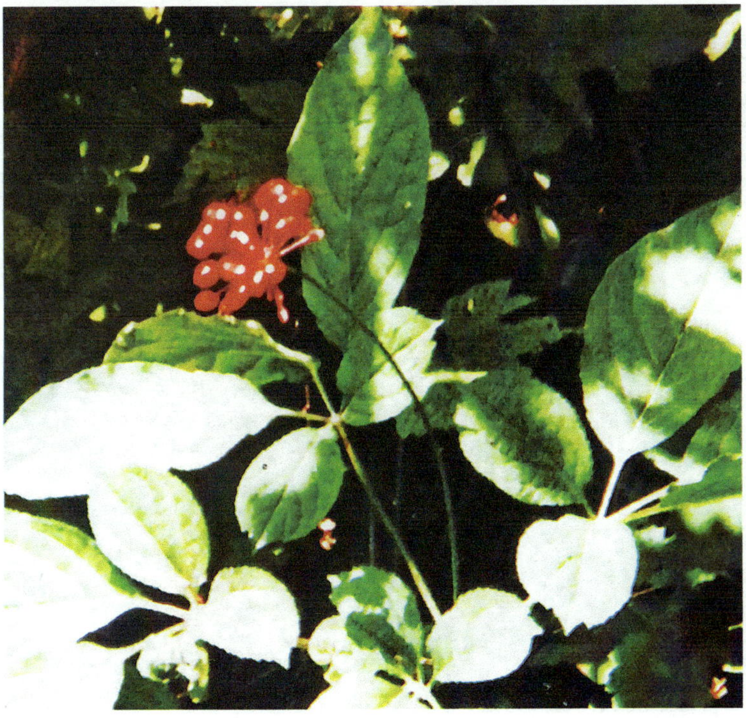

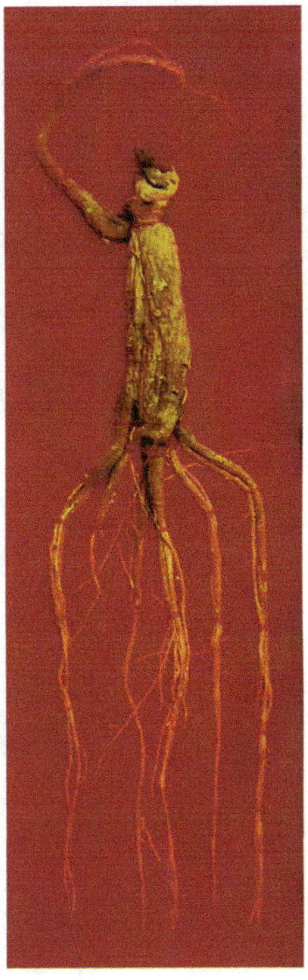

儿　茶

来源及药用部位	豆科植物儿茶 *Acacia catechu* (L. f.) Willd. 去皮枝、干的煎膏。
形态特征	落叶乔木。叶为偶数二回羽状复叶，互生。总状花序腋生，花黄色或白色。荚果扁而薄，有种子 7 ~ 8 枚。花期 8—9 月，果期翌年 2—3 月。
性味功效	苦、涩，微寒。收湿，生肌，敛疮。
常用配方	①治胃脘疼痛：儿茶 3 g，蒲公英、黄芪、楤木各 15 g，白及、红木香、制香附各 9 g，丹参 20 g，煅牡蛎 30 g，水煎服。②治肺痨咯血：儿茶 30 g，明矾 24 g，共研细粉，每次 0.1 ~ 0.2 g，每日 3 次；中等量咯血，每次 0.2 ~ 0.3 g，每 4 h 1 次。③治口疮糜烂：儿茶 3 g，硼砂 1.5 g，共研末，敷患处。

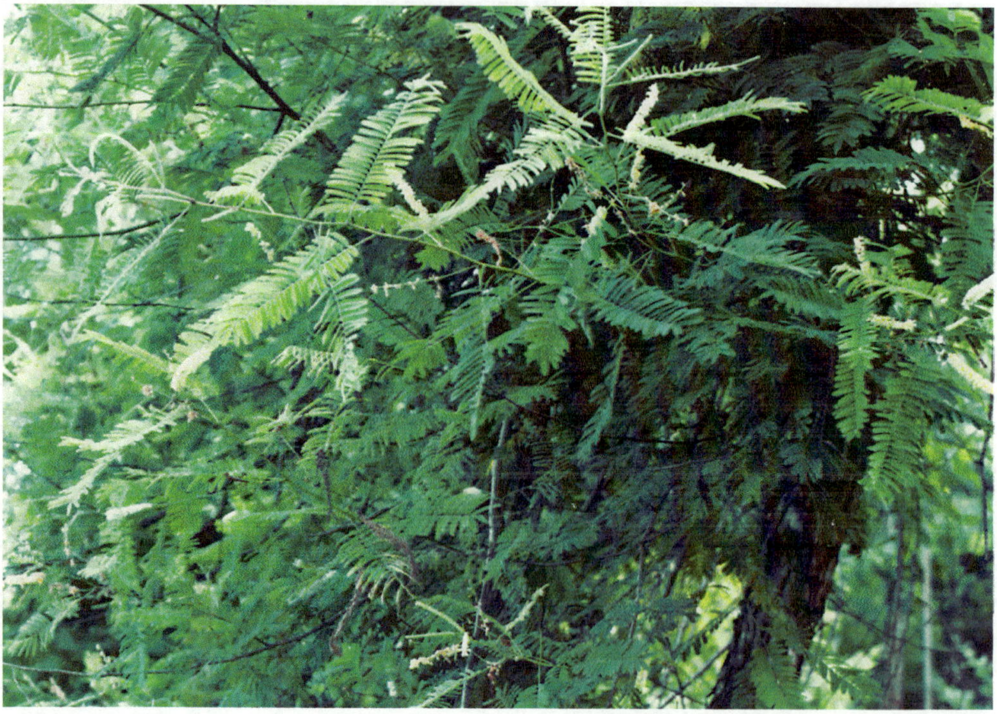

九节菖蒲

来源及药用部位	毛茛科植物阿尔泰银莲花 *Anemone altaica* Fisch. ex C. A. Mey 的根茎。
形态特征	多年生草本。根茎横走，圆柱形，黄白色，节间长，具多数须状细根。基生叶 1 枚或无；叶片长圆形至卵圆形，3 深裂或近全裂。花茎单一，细长，总苞片叶状三出，具柄；花单朵，顶生；花梗密被灰白色柔毛；萼片 7 ~ 10 枚，花瓣状，白色或稍带紫色，长圆形或长倒卵形；无花瓣；雄蕊多数，花丝丝状，花药椭圆形；心皮多数，分离，螺旋状排列，被白色短毛。瘦果卵圆形或新月形。花期 3—5 月。
性味功效	辛，温。化痰开窍，祛风除湿，消食醒脾，解毒。
常用配方	①治小儿急惊风、高热抽搐：鲜九节菖蒲 9 g，捣烂滤汁，加姜汁数滴，灌服。②治耳聋：九节菖蒲 12 g，水煎服；或鲜九节菖蒲适量，捣烂，取汁滴耳。③治胸腹闷胀、消化不良：九节菖蒲 9 g，莱菔子 15 g，神曲 12 g，水煎服。

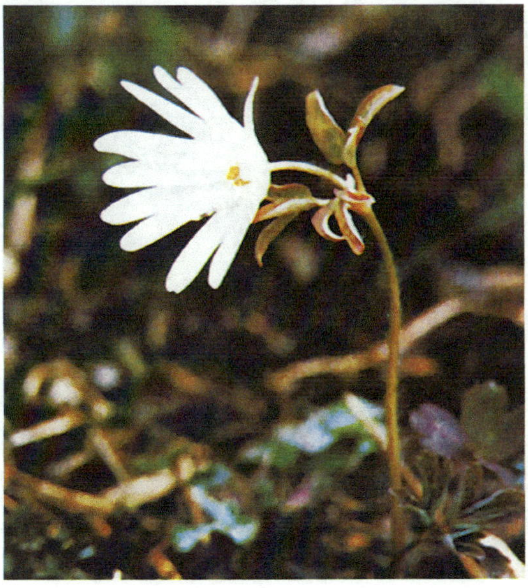

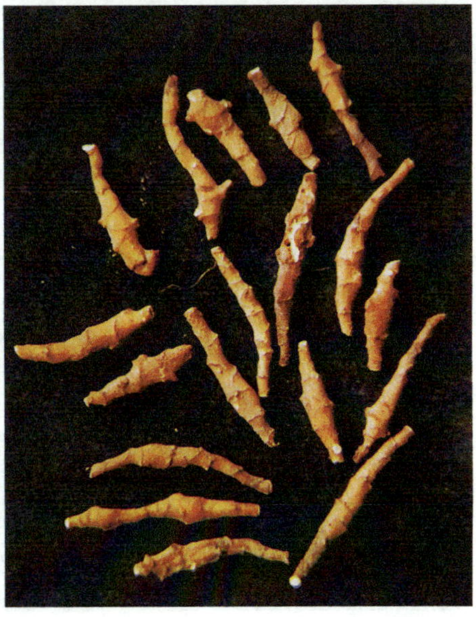

九头狮子草（辣叶青、夹惊药）

来源及药用部位	爵床科植物九头狮子草 *Peristrophe japonica* (Thunb.) Bremek. 全草。
形态特征	多年生草本，高 20 ~ 50 cm。根细长，须根黄白色。茎直立，四棱形，深绿色，节显著膨大。叶对生；叶片纸质，椭圆形或卵状椭圆形，先端渐尖，基部渐狭，全缘；具叶柄。聚伞花序短，集生于叶腋；萼 5 裂，钻形；花冠粉红色或淡紫色，唇形；雄蕊 2 枚；雌蕊 1 枚，子房 1 室，柱头 2 裂。蒴果窄倒卵形。种子坚硬，褐色。花期 5—9 月。
性味功效	辛，凉。清热解毒，祛风除湿，化痰止咳。
常用配方	①治风热感冒、咽痛：九头狮子草 15 g，黑汉条 20 g，水煎服。②治小儿惊风：九头狮子草根 15 g，捣烂，兑淘米水服。③治咳嗽：九头狮子草 20 g，大毛香 10 g，水煎服。④治月经不调：九头狮子草、团经药各 20 g，水煎服。

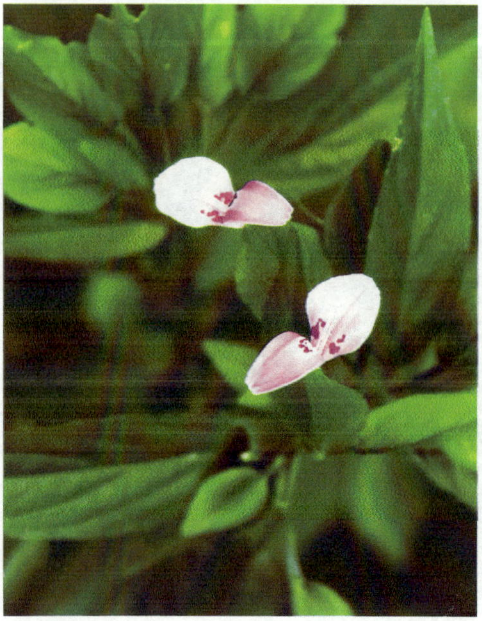

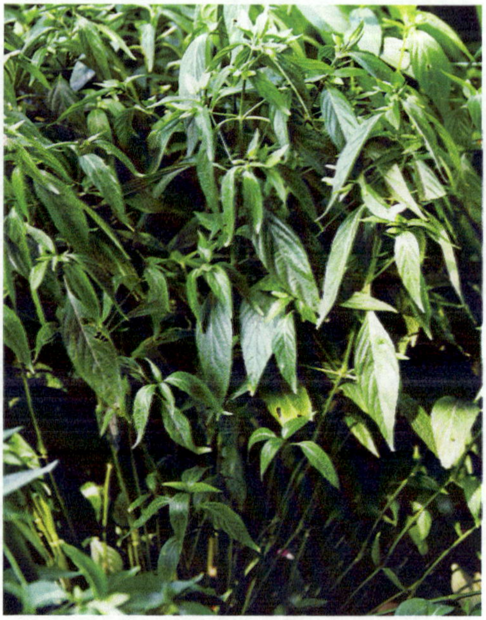

九里香

来源及药用部位	芸香科植物九里香 *Murraya exotica* L. 的茎叶。
形态特征	常绿灌木或小乔木。叶互生；叶片革质，椭圆形，先端尖或渐尖，基部楔形，全缘；叶脉 6～8 对，向下面凸出。花簇生于叶，雌雄异株；花萼 4 裂；花冠 4 裂，裂片长椭圆形，白色或黄色，芳香；雄蕊 2 枚，隐藏于花冠内；雌蕊 1 枚，花柱圆柱形，子房 2 室。核果长椭圆形，含种子 1 粒。花期 9—10 月。
性味功效	辛、微苦，温；有小毒。行气止痛，活血散瘀，解毒消肿。
常用配方	①治胃痛：九里香 9 g，煅瓦楞子 30 g，共研末，每次服 3 g，每日 3 次。②治骨折、痈肿：鲜九里香适量，捣烂，加鸡蛋清调敷患处。③治蛇咬伤：鲜九里香适量，捣烂，敷患处。

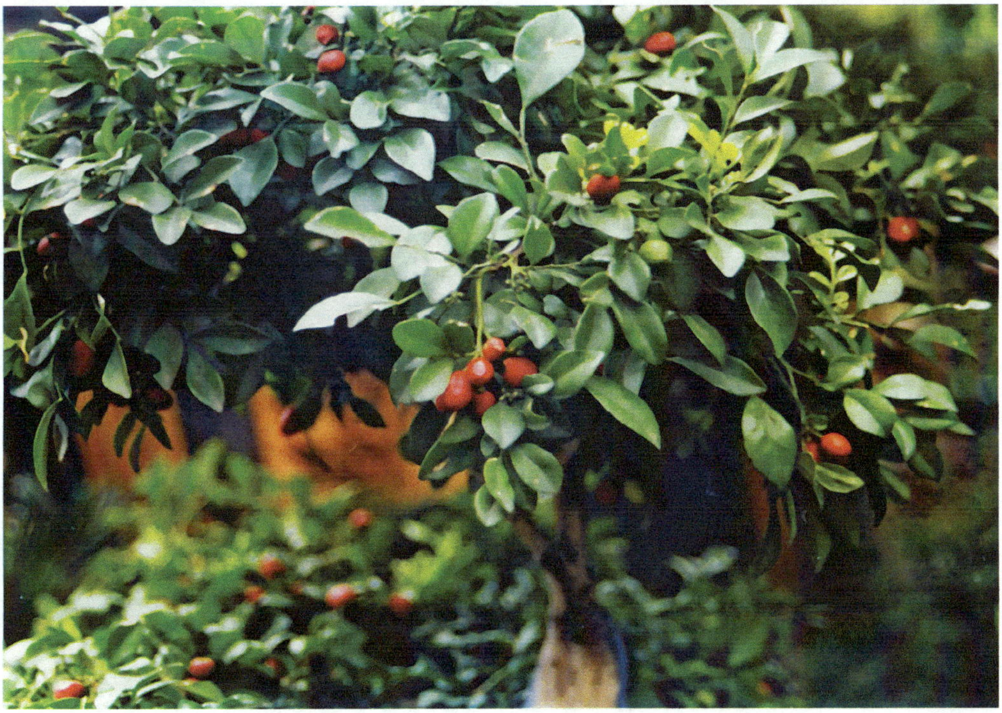

九香虫

来源及药用部位	蝽科昆虫九香虫 *Aspongopus chinensis* Dallas 全体。
形态特征	略呈六角状扁椭圆形。表面棕褐色或棕黑色，略有光泽。头部小，与胸部略呈三角形；复眼凸出、卵圆状，单眼 1 对；触角 1 对，各 5 节，多已脱落。背部有翅 2 对，外面的 1 对基部较硬，内部 1 对为膜质、透明；胸部有足 3 对，多已脱落。腹部棕红色至棕黑色，每节近边缘处有凸起的小点。
性味功效	辛、咸，温。行气止痛，温肾壮阳。
常用配方	①治胸膈胀满：九香虫 6 g，佛手 10 g，水煎服。②治症瘕积聚、胁痛：九香虫 150 g，参三七 200 g，炙全蝎 100 g，共研极细末，水泛为丸，如紫苏子大，每次服 1.5 g，温水送下。

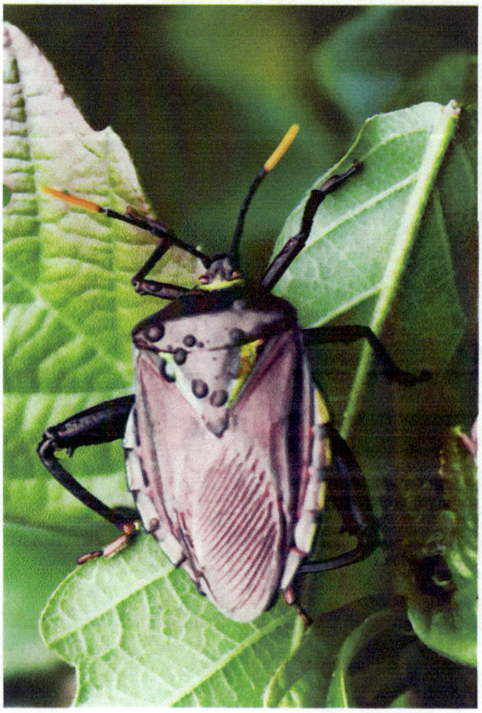

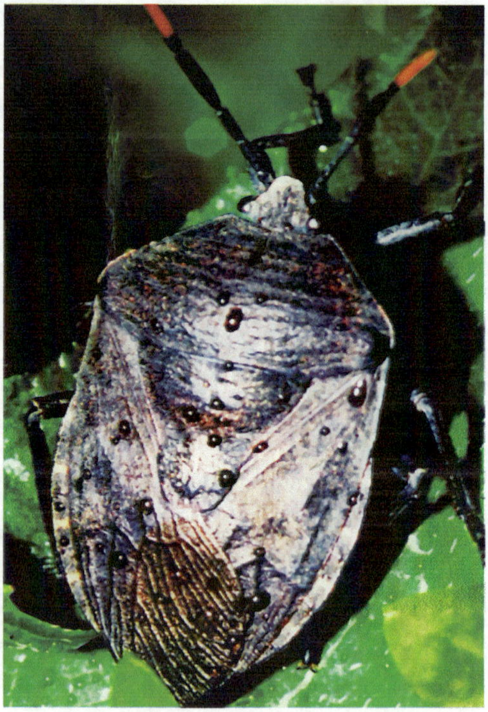

九眼独活

来源及药用部位	五加科植物龙眼独活 *Aralia fargesii* Franch. 的根和根茎。
形态特征	多年生草本。根粗厚而长。一至三回羽状复叶，无毛或被微柔毛；小叶膜质，卵形至长圆状卵形，先端渐尖至长渐尖，基部心形，边缘具锯齿。伞形花序聚生成聚伞花序；花小，绿白色；萼5齿裂，裂片三角状卵形；花瓣5枚，长圆形，无毛；雄蕊5枚；子房5室，花柱5枚、分离。果长圆形。花期7—8月，果期10—11月。
性味功效	辛、苦，温。祛风除湿，舒筋活络，活血止痛。
常用配方	①治风湿痹痛：九眼独活、威灵仙各9 g，防风、木瓜各6 g，水煎，兑少许白酒服。②治手足扭伤肿痛：九眼独活、荆芥、葱白各适量，水煎取液，先熏后浸洗患处。③治牙痛：九眼独活、细辛各3 g，水煎取液，待温含漱。

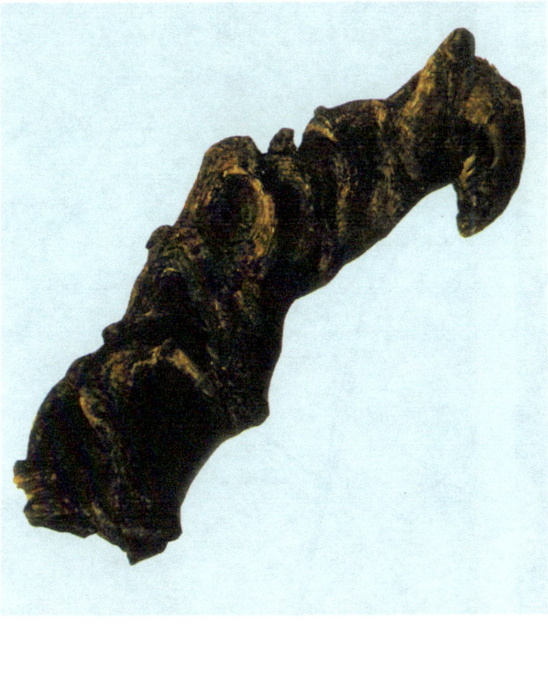

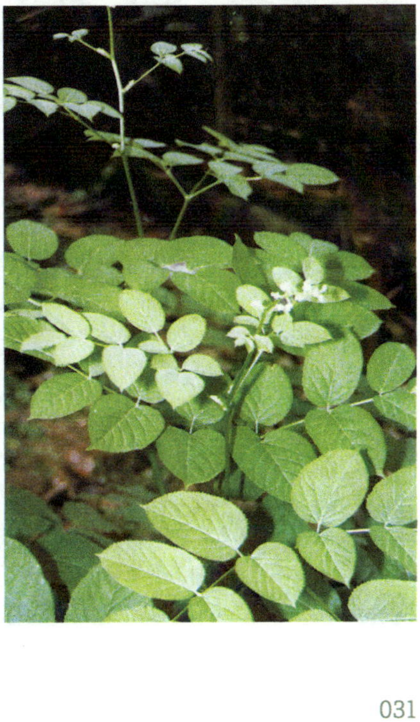

了哥王

来源及药用部位	瑞香科植物岭南荛花 *Wikstroemia indica* (L.) C. A. Mey. 的根。
形态特征	灌木。枝红褐色，无毛。叶对生；叶片坚纸质至近革质，长椭圆形，先端钝或急尖，基部楔形，全缘；叶柄短或几无。数朵花组成顶生短总状花序；花萼管状，4 裂；雄蕊 8 枚，2 轮；子房椭圆形，顶部被疏柔毛。核果卵形，成熟时暗红色或紫黑色。花期、果期夏秋间。
性味功效	苦、辛，寒；有毒。清热解毒，散结止痛。
常用配方	①治疗毒：了哥王适量，捣烂，敷患处。②治烫伤：了哥王适量，食盐少许，捣烂，搽患处。③治跌打损伤：了哥王 10 g，两面针根 20 g，水煎服。④治淋巴结结核：了哥王、虾脊兰、岩豇豆各 20 g，水煎服。

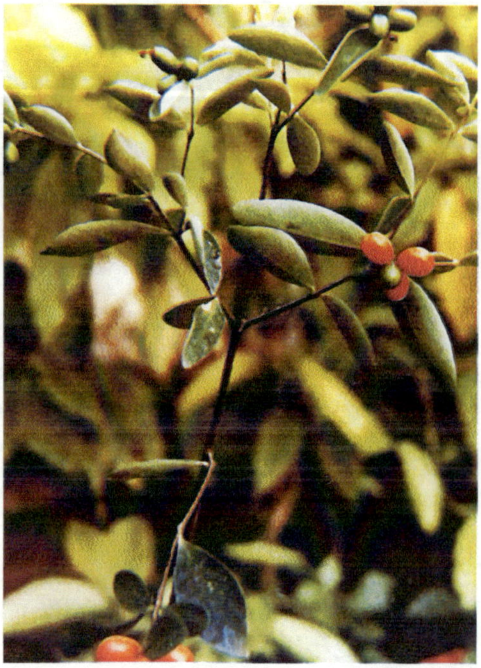

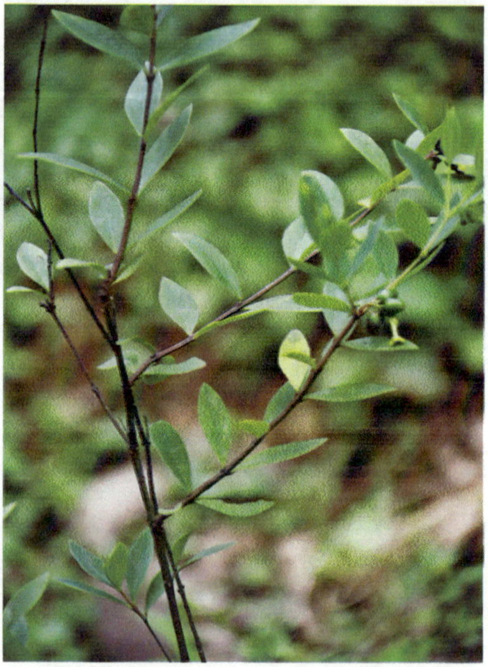

刀　豆

来源及药用部位	豆科植物刀豆 *Canavalia gladiata* (Jacq.) DC. 的种子。
形态特征	一年生缠绕草质藤本。茎无毛。三出复叶；小叶片阔卵形或卵状长椭圆形，全缘。总状花序腋生；花萼二唇形，上唇大、2裂，下唇3齿；花淡红色或淡紫色；旗瓣圆形，翼瓣较短，龙骨瓣弯曲；雄蕊10枚；子房具短柄。荚果大而扁，边缘有龙脊，先端弯曲成钩状，内含种子10～14粒。花期6—7月，果期8—10月。
性味功效	甘，温。温中下气止呃，益肾补元。
常用配方	①治呃逆、呕吐：刀豆15 g，丁香、柿蒂各10 g，水煎服。 ②治肾虚腰痛：刀豆10 g，桑寄生、杜仲各15 g，水煎服。 ③治鼻渊：老刀豆适量，小火焙干为末，酒冲服。

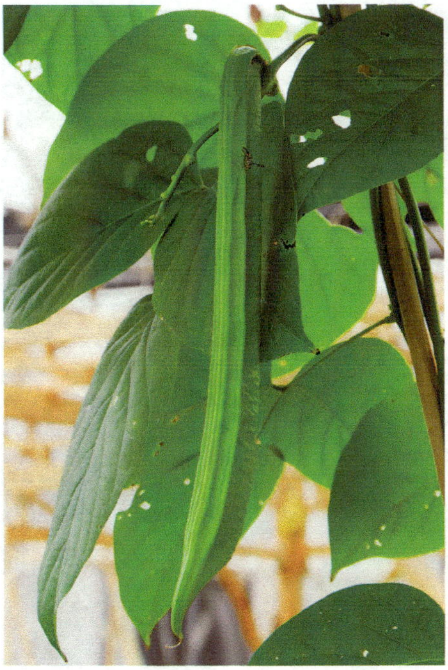

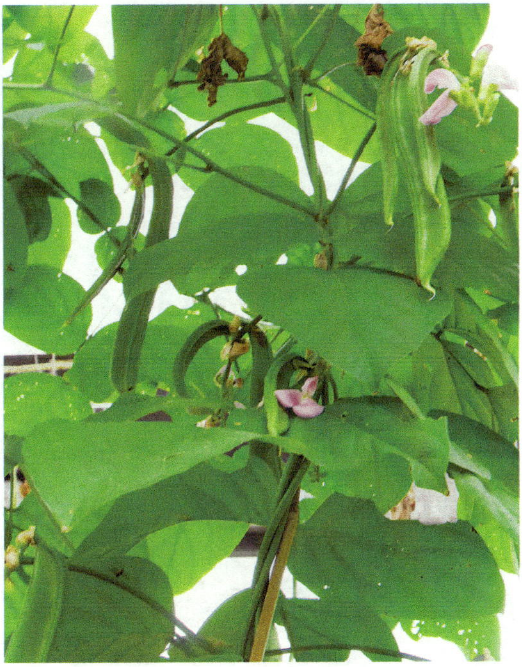

三　七

来源及药用部位	五加科植物三七 *Panax notoginseng* (Burk.) F. H. Chen 的根和根茎。
形态特征	多年生草本。茎直立，无毛。掌状复叶；叶片轮生于茎顶端，长椭圆形，边缘有细锯齿，上面沿脉疏生刚毛。伞形花序单个顶生；花小，淡黄绿色；花瓣 5 枚；雄蕊 5 枚；子房下位，花柱 2 枚。核果浆果状，近肾形，熟时红色。花期 6—8 月，果期 8—10 月。
性味功效	甘、微苦，温。化瘀止血，活血定痛。
常用配方	①治吐血：鸡蛋 1 个，三七末 3 g，藕汁一小杯，陈酒半小杯，隔水炖熟食。②治血痢：三七 9 g，研末，米泔水调服。③治痈肿：三七适量，研末，调米醋涂敷痛处；已破者，研末干涂患处。

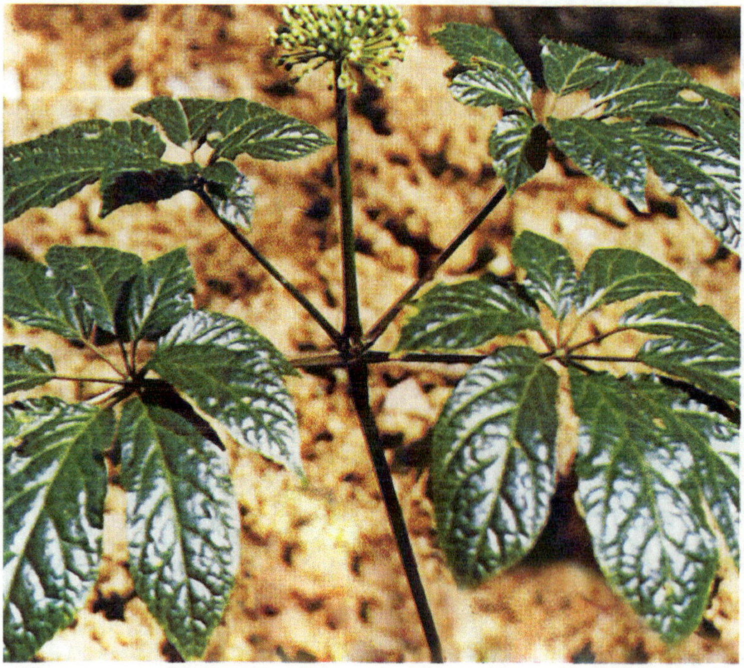

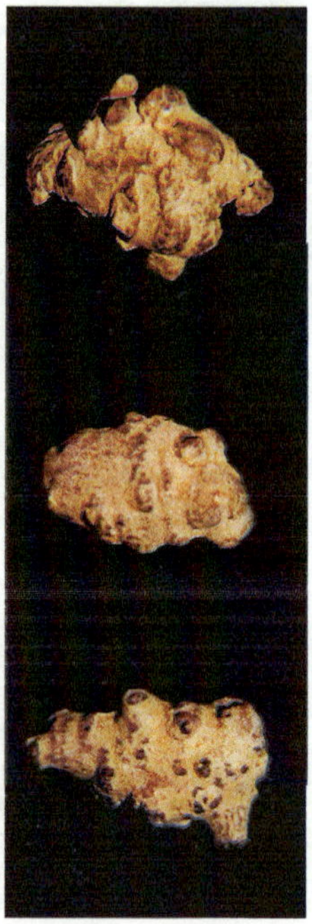

三分三

来源及药用部位	茄科植物三分三 *Anisodus acutangulus* C. Y. Wu et C. Chen 的根或叶。
形态特征	多年生草本，高 1 ~ 1.5 m。主根粗大。叶互生；叶片卵形或椭圆形，先端渐尖，基部楔形，全缘或波状。花单生于叶腋，淡黄绿色，下垂；花萼漏斗状钟形，萼齿 4 ~ 5 枚、狭三角形；花冠漏斗状钟形，淡黄绿色；雄蕊 5 枚，内藏；雌蕊稍长于雄蕊。蒴果近球形，中部以上环裂；宿存萼紧包果。花期 6—7 月，果期 10—11 月。
性味功效	苦、辛，温；大毒。解痉镇痛，祛风除湿。
常用配方	①治胃痛、风湿痹痛、跌打损伤肿痛：三分三 0.9 g，水煎服。②治外伤整复疼痛：三分三适量，研末，酒调敷伤口。

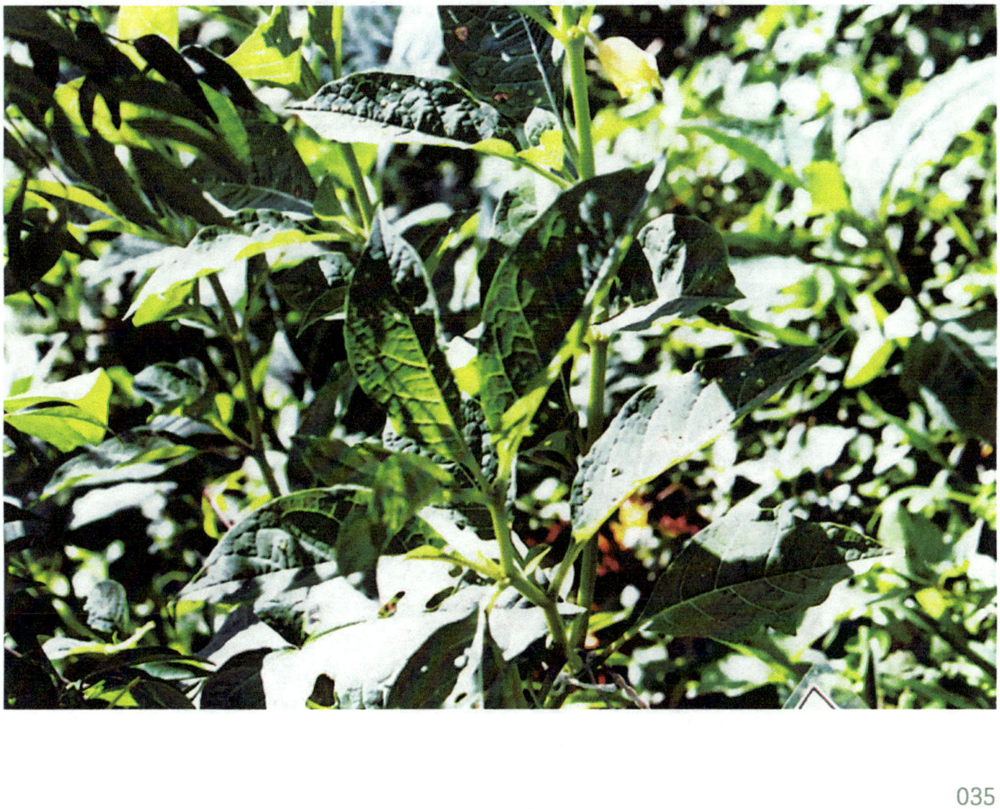

三月泡

来源及药用部位	蔷薇科植物山莓 *Rubus corchorifolius* L. f. 的果实。
形态特征	直立灌木。枝具皮刺，幼时被柔毛。叶片卵形至卵状披针形，顶端渐尖，基部微心形，有时近截形或近圆形，上面色较浅、沿叶脉有细柔毛，下面色稍深、幼时密被细柔毛；叶柄疏生小皮刺，幼时密生细柔毛；托叶线状披针形，具柔毛。花单生或少数生于短枝上；花梗具细柔毛；花萼外密被细柔毛，无刺；萼片卵形或三角状卵形，顶端急尖至短渐尖；花瓣长圆形或椭圆形，白色，顶端圆钝，长于萼片；雄蕊多数，花丝宽扁；雌蕊多数，子房有柔毛。果实由很多小核果组成，近球形或卵球形，红色，密被细柔毛；核具皱纹。花期2—3月，果期4—6月。
性味功效	酸、甘，微温。醒酒，止渴，祛痰，解毒。
常用配方	①治遗精：三月泡18 g，水煎服。②治咳嗽：三月泡15 g，五匹风20 g，水煎服。③治乳痈肿痛：三月泡、蒲公英各适量，捣烂，敷患处。④解酒毒：三月泡20 g，千层塔10 g，水煎代茶饮。

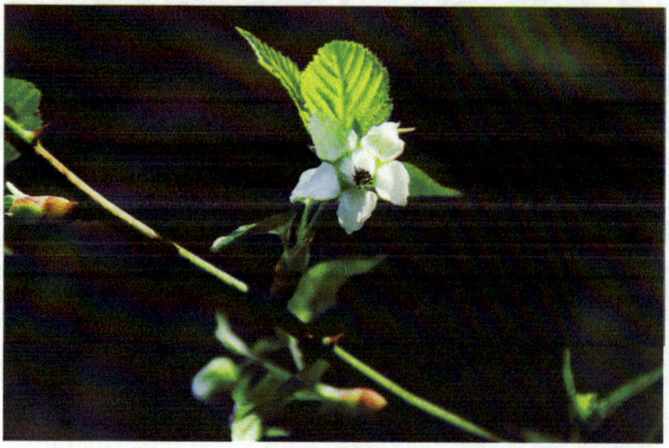

三叶升麻（关升麻）

来源及药用部位	毛茛科植物大三叶升麻 *Cimicifuga heracleifolia* Kom. 的根茎。
形态特征	多年生草本。茎直立。二回三出复叶；茎部叶有长叶柄；小叶卵形至广卵形，中央小叶常再 3 浅裂，边缘有粗大锯齿，两面均被柔毛。花序复总状，被灰色柔毛；花两性；萼片 5 枚，花瓣状，早落；雄蕊多数；心皮 3 ~ 5 枚，分离，光滑无毛，有短柄。蓇葖果 3 ~ 5 枚。花期 7—8 月，果期 8—9 月。
性味功效	辛、甘，微寒。发表透疹，清热解毒，升举阳气。
常用配方	①治风热头痛：三叶升麻、苍术、薄荷、荆芥穗各 10 g，水煎服。②治麻疹不透：三叶升麻 10 g，葛根 20 g，蝉蜕、浮萍各 12 g，水煎服。③治温毒发斑：三叶升麻 12 g，石膏 30 g，大青叶、紫草各 6 g，水煎服。

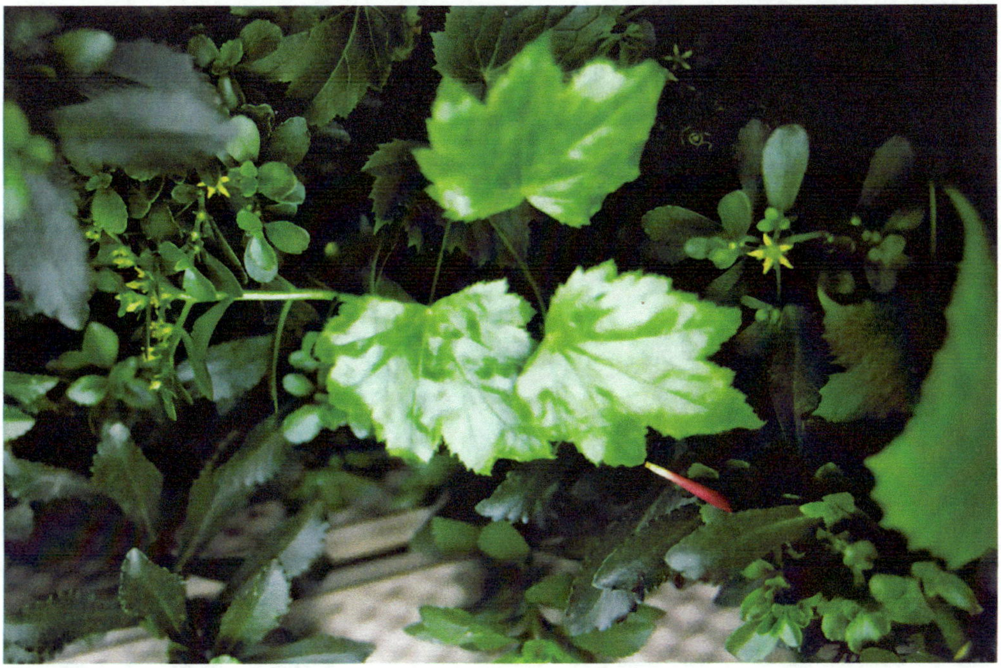

三叶崖爬藤（蛇附子）

来源及药用部位	葡萄科植物三叶崖爬藤 *Tetrastigma hemsleyanum* Diels et Gilg. 的块根。
形态特征	多年生常绿草质藤本。茎枝纤细，无毛，着地部分节上生根；卷须不分枝，与叶对生。掌状复叶互生；叶柄长 3～4 cm，基部有苞片；小叶草质，卵状披针形，先端短渐尖，基部宽楔形，边缘疏生小锯齿，无毛。聚伞花序腋生；花单性，雌雄异株；雌花黄绿色；花萼杯状，4 裂；花瓣 4 枚，卵形；花盘明显，有齿；子房 2 室。浆果球形，红褐色，熟时黑色。花期 4—5 月，果期 7—9 月。
性味功效	辛、苦，凉。清热解毒，祛风活血。
常用配方	①治小儿高热惊厥：三叶崖爬藤 3 g，钩藤 6 g，七叶一枝花 6 g，水煎服。②治肺热咳喘：三叶崖爬藤、瓜子金、枸骨根各 9 g，水煎服。③治痈疖疔毒：鲜三叶崖爬藤适量，磨水，涂搽患处。④治痄腮：鲜三叶崖爬藤适量，磨醋，涂搽患处。⑤治跌打损伤：鲜三叶崖爬藤 30 g，研末，黄酒送服。

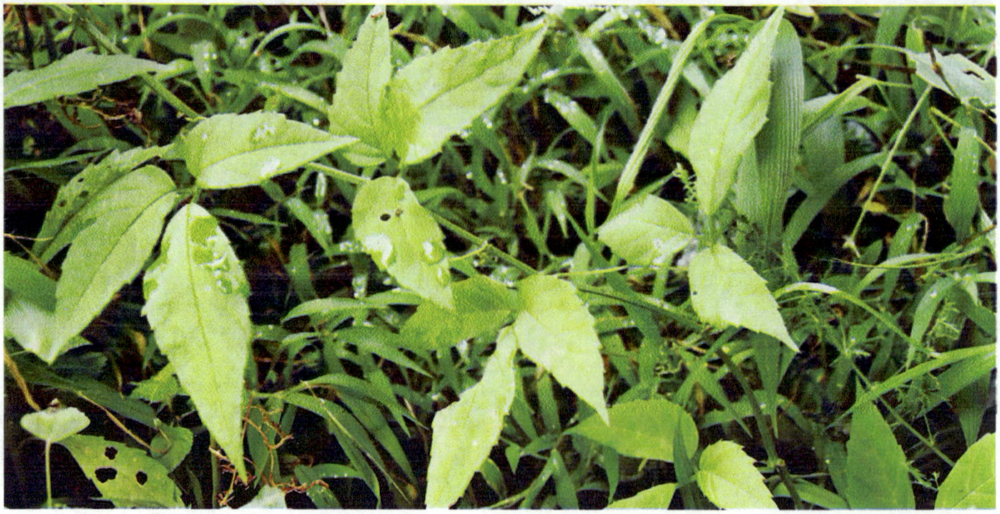

三叶鬼针草

来源及药用部位	菊科植物三叶鬼针草 *Bidens pilosa* L. 的全草。
形态特征	一年生草本，高 30~100 cm。茎直立，四棱形，无毛。中、下部叶对生，二回羽状深裂，裂片披针形；上部叶互生，羽状分裂。头状花序；总苞杯状；花杂性；边缘舌状花白色；中央管状花，两性。瘦果长条形，顶端冠毛芒状。花期 8—9 月，果期 9—11 月。
性味功效	甘、微苦，平。清热解毒，利水，凉血。
常用配方	①治湿热痢疾：三叶鬼针草、三颗针各 30 g，水煎服。②治湿热黄疸：三叶鬼针草、凤尾草、茅草根各 20 g，水煎服。③治小儿腹泻：三叶鬼针草、车前草各 10 g，水煎服。④治呕吐：三叶鬼针草、紫苏叶各 9 g，水煎服。⑤治疔疮：鲜三叶鬼针草适量，捣烂，敷患处。

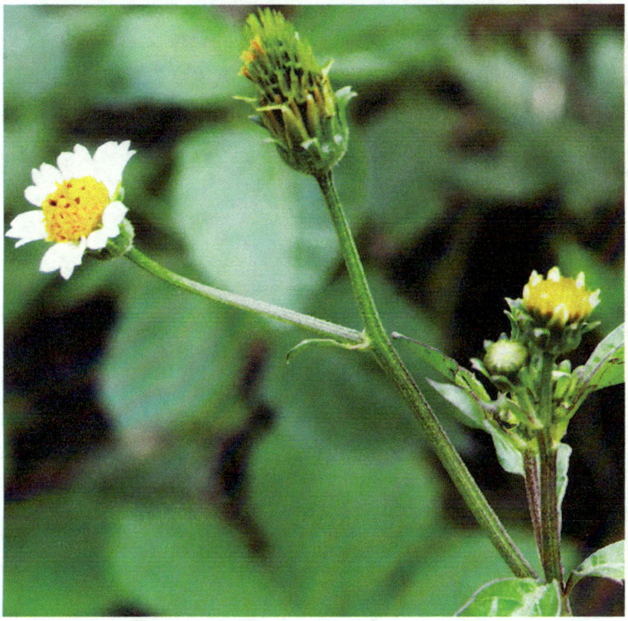

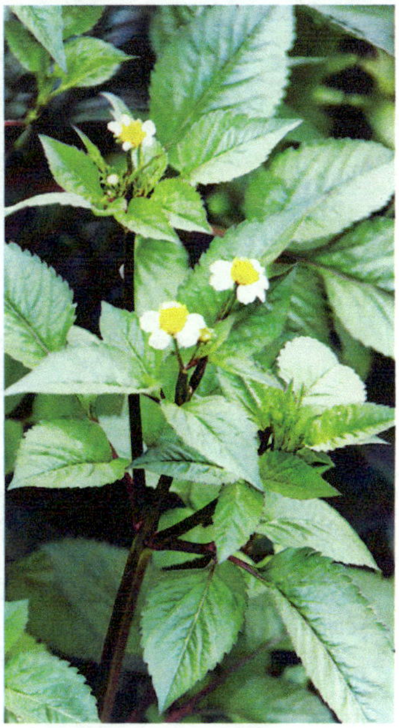

三白草

来源及药用部位	三白草科植物三白草 *Saururus chinensis* (Lour.) Baill. 的全草。
形态特征	多年生草本，高 20 ~ 100 cm。根茎长，分节处有须根。茎直立。叶互生；叶片阔卵状披针形，先端渐尖，基部心形，全缘，有 5 条脉在背面隆起。总状花序，白色；花小；总苞片 4 枚。果实圆形。花期 4—6 月。
性味功效	辛、甘，寒。祛风利湿，解毒消肿。
常用配方	①治白带过多：三白草、白鸡冠花各 20 g，水煎服。②治水肿：三白草、毛蜡烛根、灯心草各 20 g，水煎服。③治热淋、血淋：三白草、铜丝草各 30 g，水煎服。④治乳汁不足：三白草、无花果各 20 g，炖猪蹄吃。

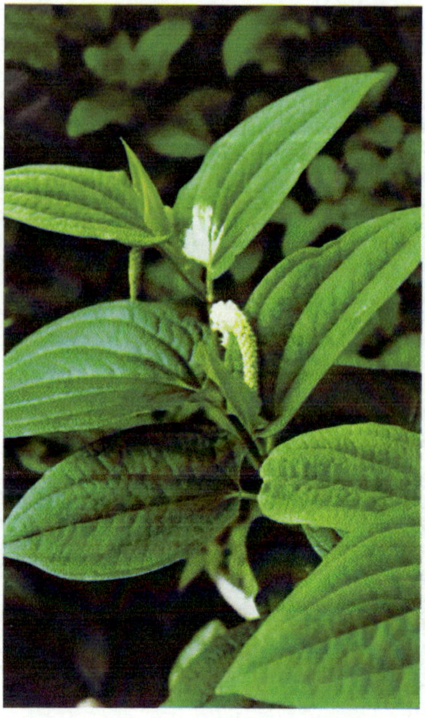

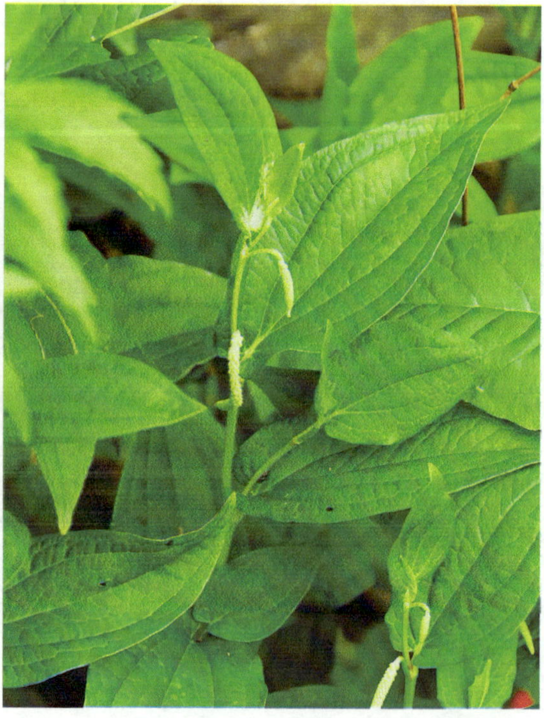

三加皮

来源及药用部位	五加科植物白簕 *Acanthopanax trifoliantus* (L.) Merr. 的根和根皮。
形态特征	落叶蔓生灌木，高 1～7 m。树皮灰白色，有刺。三出复叶；小叶椭圆状长卵形，先端急尖，基部楔形，边缘有锯齿，上面疏生刚毛，下面无毛。伞状花序顶生，常 3～10 个聚合成总状花序或复伞形花序，单生者少；萼筒具 5 枚齿；花黄绿色；花瓣 5 枚；雄蕊 5 枚；子房 2 室。核果浆果状，球形，熟时黑色。花期 8—11 月，果期 9—12 月。
性味功效	苦、辛，凉。祛风除湿，活血舒筋。
常用配方	①治风湿痹痛：三加皮、大风藤各 15 g，水煎服。②治跌打损伤肿痛：三加皮、黑骨藤、见血飞各 20 g，泡酒服。③治咳嗽痰多：三加皮、羊奶奶根各 30 g，水煎服。④治胃脘疼痛：三加皮、青木香各 10 g，水煎服。

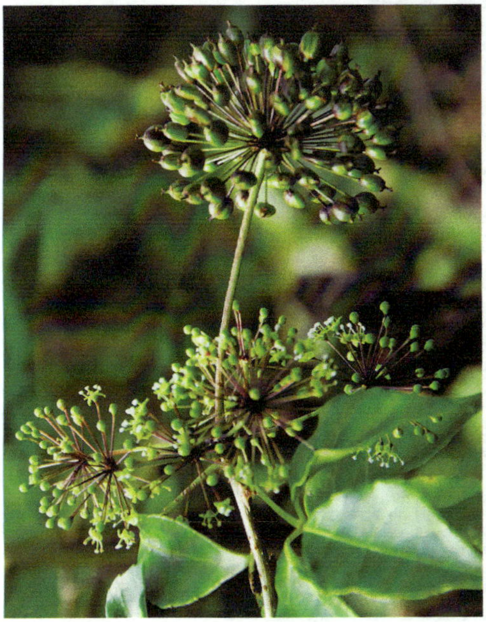

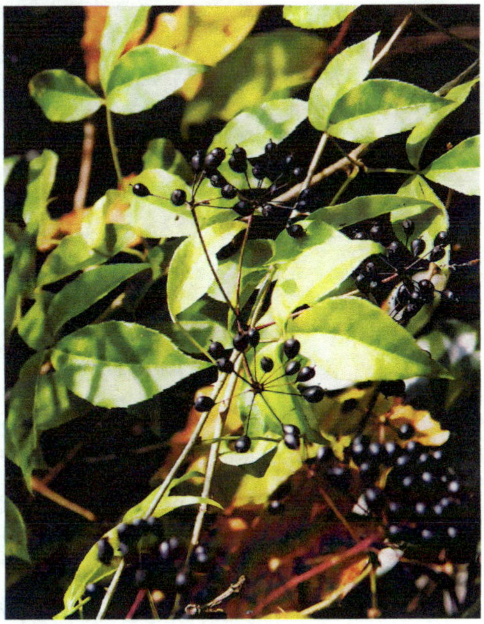

三百棒

来源及药用部位	马鞭草科植物三对节 *Clerodendrum serratum* (L.) Moon 的全株。
形态特征	常绿灌木，高可达 3 m。根茎粗壮，灰褐色。小枝近四棱形，表皮具白色皮孔。被黄灰色毛。三叶轮生；叶片厚纸质，倒披针形，两面疏生短柔毛；侧脉 10 ~ 11 对。圆锥花序顶生，花序梗密被黄褐色绒毛；苞片宿存，叶状；花冠淡紫色，5 裂，裂片大小不一；雄蕊 4 枚，被毛。核果近球形。花期 6—10 月，果期 9—12 月。
性味功效	苦、辛，凉。接骨，止痛，截疟。
常用配方	①治劳伤：三百棒 30 g，泡酒饮服。②治跌打损伤：鲜三百棒适量，捣烂，敷患处。③治风疹皮肤瘙痒：三百棒、三叶莲、松针各适量，水煎取液，洗患处。

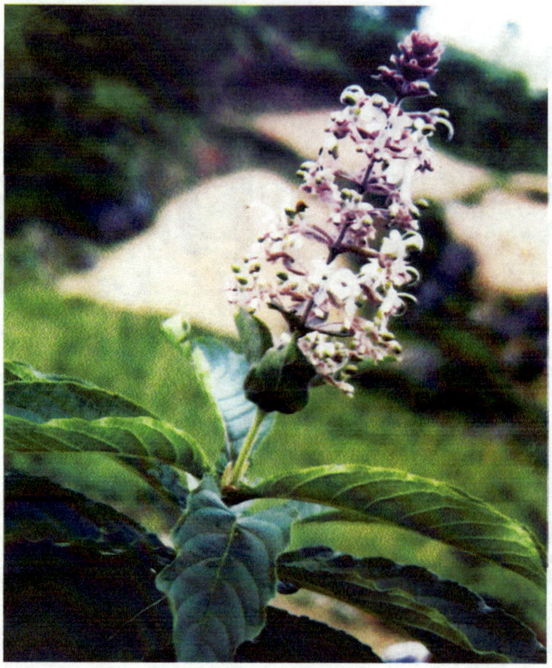

三花冬青（小冬青）

来源及药用部位	冬青科植物三花冬青 *Ilex triflora* Bl. 的根。
形态特征	灌木或小乔木。树皮灰白色；小枝褐色，近四棱形，无毛或近无毛。叶互生；有短叶柄；叶片薄革质或革质，长圆形至椭圆形，先端短渐尖，基部圆形或钝，边缘具浅锯齿，两面被微毛或无毛，下面具腺点。花簇生叶腋；雄花序每分枝有花 1 ~ 3 朵，花萼盘状，花瓣宽卵形；雌花序每分枝有花 1 ~ 3 朵，子房卵球形。果近球形，熟后紫黑色，分核 4 颗，内果皮革质。花期 4—5 月，果期 7—12 月。
性味功效	苦，凉。清热解毒。
常用配方	治疮疡肿痛：鲜三花冬青适量，捣烂，敷患处。

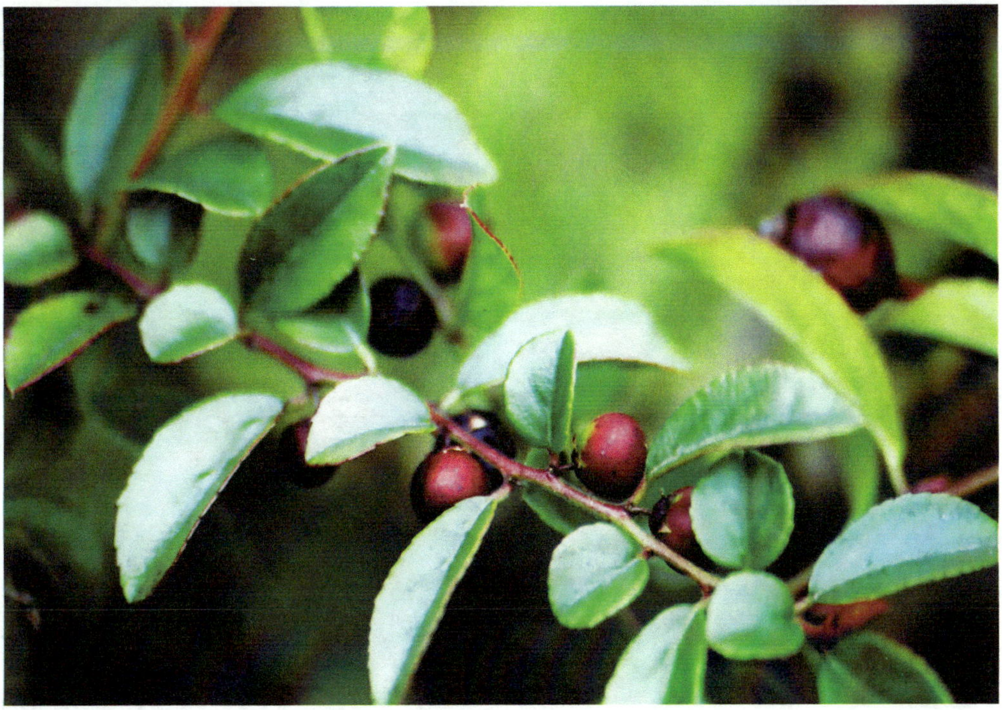

三角咪（山板凳）

来源及药用部位	黄杨科植物多毛板凳果 *Pachysandra axillaries* Franch. var. *stylosa* (Dunn) M. Cheng 的全株。
形态特征	常绿亚灌木。植株下部匍匐、生不定根，上部直立，上半部生叶。单叶互生；叶柄粗壮；叶形状不一，椭圆状卵形或卵形。花单性白色，雌雄同序；雄花 10 ~ 20 朵；雌花 3 ~ 6 朵，花柱受粉后上端卷曲。蒴果近球形，红色，宿存花柱明显。花期 2—5 月，果期 9—10 月。
性味功效	辛，温。活血，化瘀，止痛。
常用配方	①治劳伤腰痛：三角咪、铁筷子、见血飞各 9 g，泡酒服。②治跌打损伤：三角咪、铁筷子各 15 g，水煎服。③治腹痛：三角咪 15 g，水煎服。

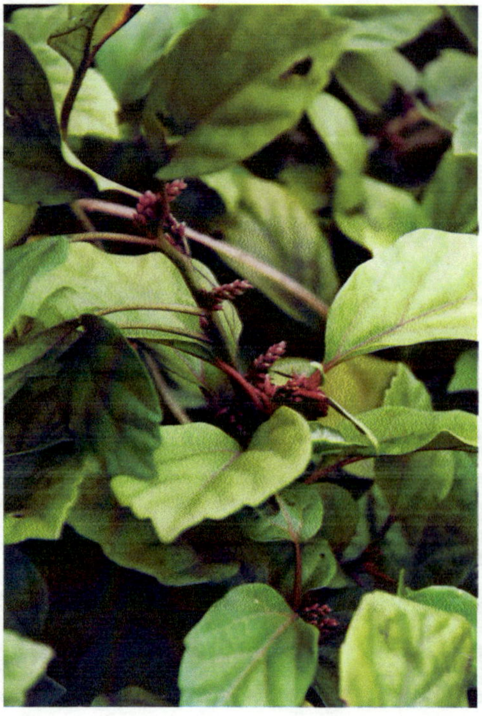

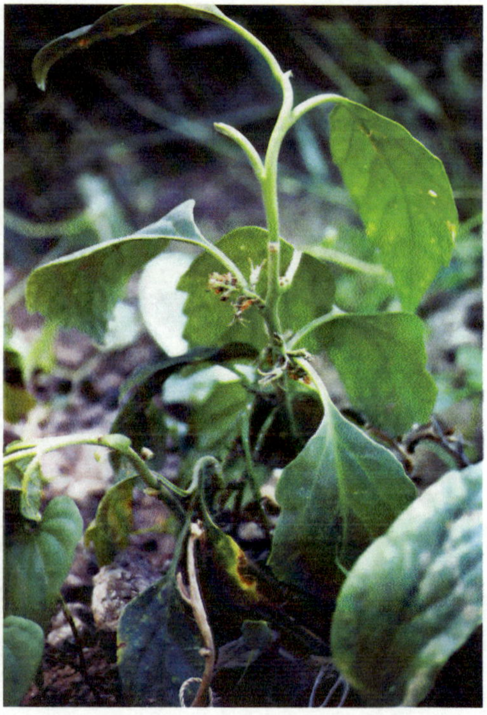

三品一枝花

来源及药用部位	水玉簪科植物三品一枝花 *Burmannia coelestis* D. Don 的根。
形态特征	一年生直立草本，高 10～30 cm。根茎短，须根细。茎纤细，单生。基生叶线性或披针形，茎生叶线形。花蓝紫色或紫色；花柱线形，柱头 3 枚，子房椭圆形或倒卵形。种子多而小，条形。花期 5—11 月。
性味功效	甘，平。补肺，止血，消肿敛疮。
常用配方	①治小儿疳积：三品一枝花、地星宿各 20 g，蒸鸡肝吃。②治蛔虫病引起的腹痛：三品一枝花、粉条儿菜各 20 g，水煎服。③治消化不良：三品一枝花 20 g，鱼鳅串 30 g，水煎服。

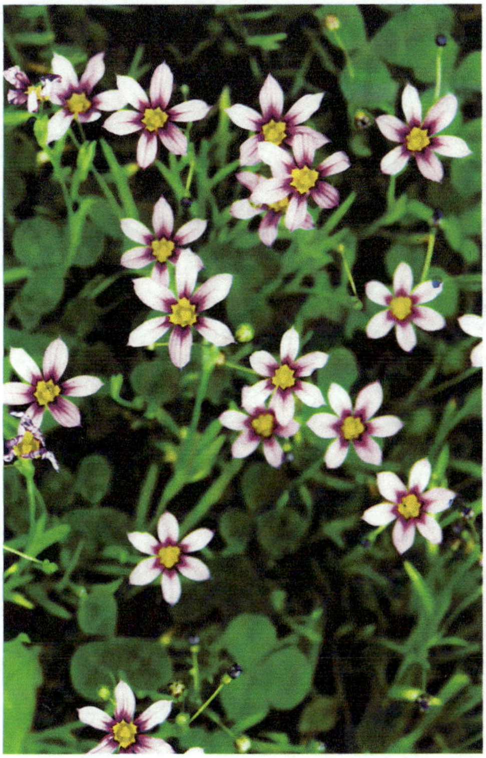

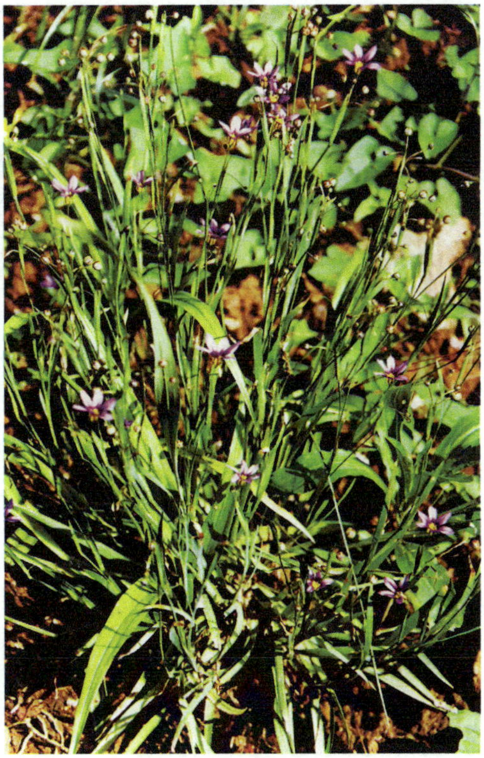

三消草（螃蟹花、兰翘摇）

来源及药用部位	豆科植物白车轴草 *Trifolium repens* L. 的全草。
形态特征	多年生草本，高 15~25 cm。茎匍匐，蔓生，无毛。三出复叶，互生；小叶倒卵形或倒心形，先端圆形或微缺，基部阔楔形；托叶卵状披针形。伞形球状花序；萼齿 5 枚；花冠白色或淡红色；子房线形，花柱长而弯。荚果长圆形。种子 3~4 粒。花期、果期 5—10 月。
性味功效	甘，平。清热解毒，凉血。
常用配方	①治痔疮出血：三消草 50 g，酒、水各半煎服。②治肺热咳嗽：三消草、三匹风各 20 g，水煎服。③治尿血：三消草、小蓟各 30 g，水煎服。④治外伤出血：鲜三消草适量，捣烂，敷伤处。

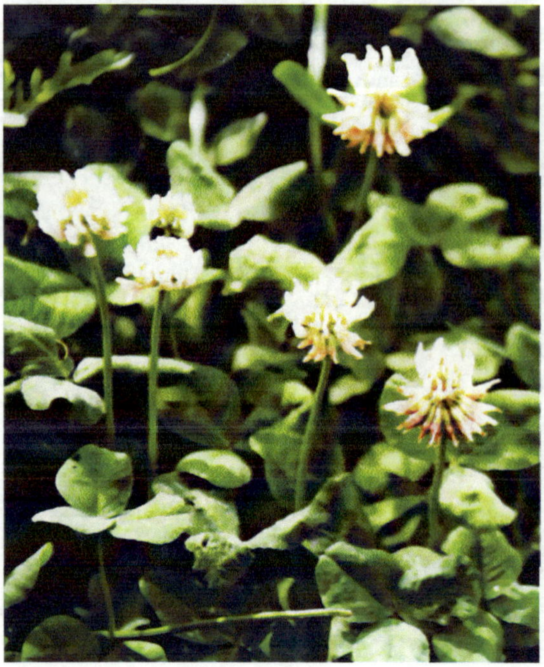

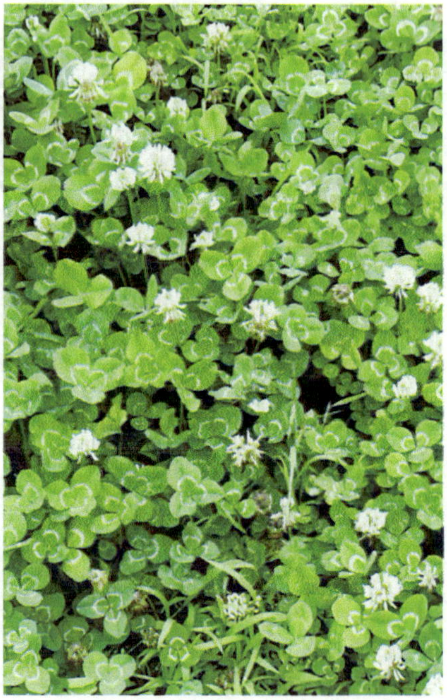

三 棱

来源及药用部位	黑三棱科植物黑三棱 *Sparganium stoloniferum* (Graebn.) Buch. -Ham. ex Juz. 的块茎。
形态特征	多年生草本。根状茎圆柱形，横走于泥中，下生粗短的块茎及多数须根；茎直立，圆柱形。叶丛生，排成 2 列；叶片长条形，先端钝，全缘，基部鞘状、三棱形、抱茎。6—7 月间从叶丛间生出花葶，不分枝或分枝，具叶状苞片；花单性，雌雄同株，密集成圆头状，排成疏离穗状花序；雄花有雄蕊 3 枚；雌花具单心皮雌蕊。核果具棱角。花期 6—7 月，果期 7—8 月。
性味功效	苦、辛，平。破血行气，消积止痛。
常用配方	治少腹症瘕疼痛：三棱、莪术、丹参、赤芍、桃仁各 10 g，水煎服。

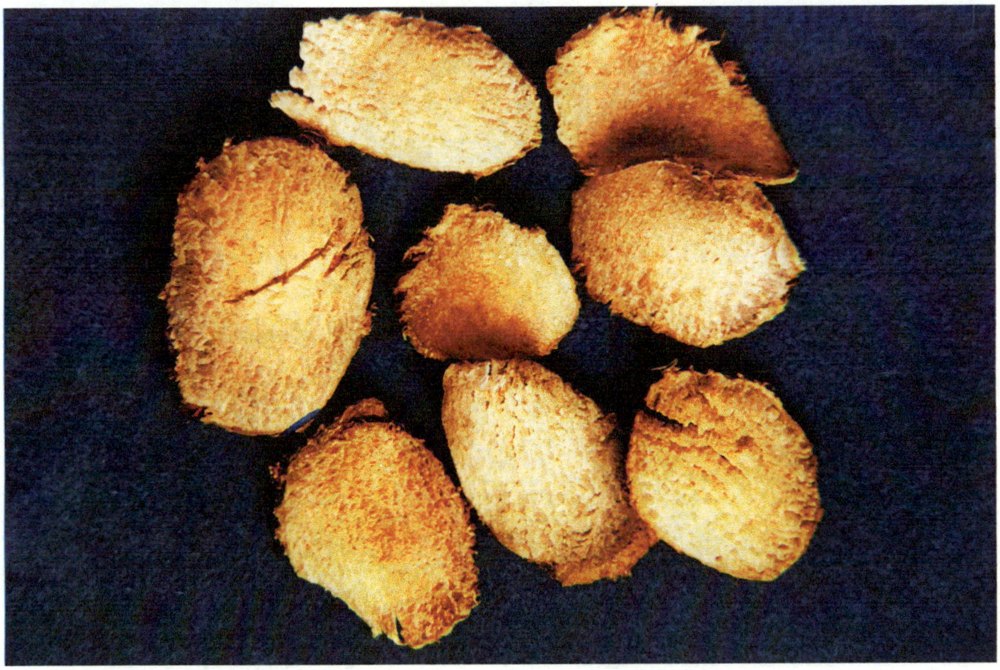

三楞草

来源及药用部位	莎草科植物碎米莎草 *Cyperus iria* L. 的全草。
形态特征	一年生草本。秆丛生，纤细，扁三棱形。叶基生，短于秆；叶鞘红棕色。叶状苞片 2 ~ 5 枚；穗状花序卵形或圆形；小穗直立，排列疏松，斜展，有花 6 ~ 22 朵；小穗轴近无翅；鳞片宽倒卵形，淡黄棕色；雄蕊 3 枚；花柱短，柱头 3 枚。小坚果三棱形或椭圆形，褐色。花期、果期 6—10 月。
性味功效	辛，微温。祛风除湿，活血调经。
常用配方	①治风湿痹痛：三楞草 60 g，当归、威灵仙、桑枝各 30 g，泡酒服。②治月经不调：三楞草 15 g，当归、茴香根、益母草各 9 g，水煎服。③治痛经：三楞草 12 g，牛膝、乌药各 9 g，水煎服。④治跌打损伤：三楞草 15 g，当归、木通、透骨香各 15 g，泡酒服。

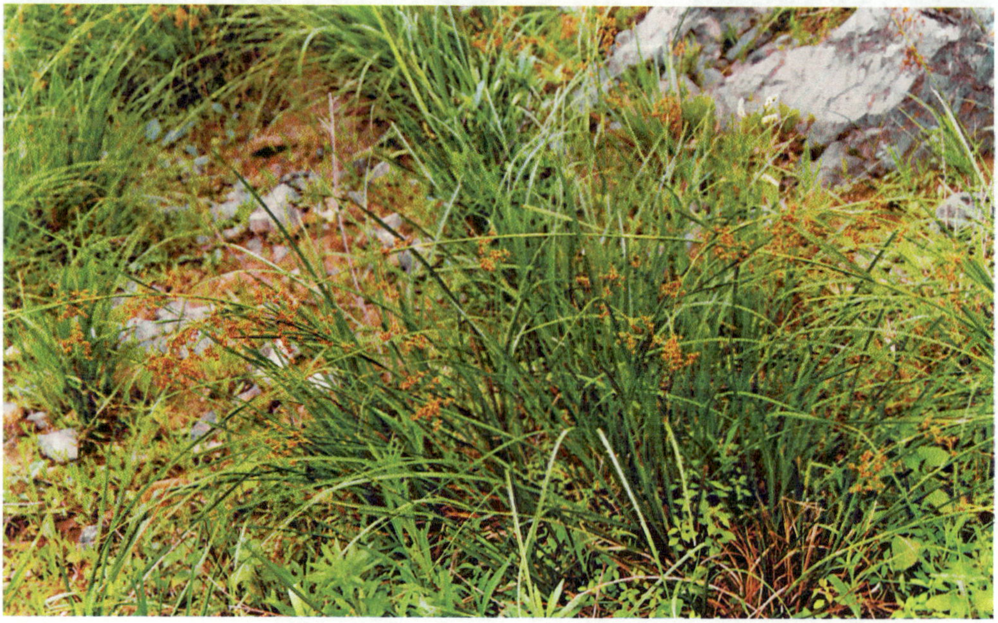

三颗针

来源及药用部位	小檗科植物黑果小檗 *Berberis atrocarpa* Schneid. 的根或茎。
形态特征	常绿灌木，高可达 2 m。小枝圆柱形，带黄色，刺三分叉。叶簇生；叶片革质，长圆形或长椭圆状披针形，先端短尖，基部楔形，边缘具针状锯齿，上面绿色，下面黄绿色。花 2~9 朵簇生，黄色；花药瓣裂；子房上位。浆果短卵圆形，熟时深黑色或蓝黑色，无粉或微具白粉。花期 5 月，果期 8—9 月。
性味功效	苦，寒。清热燥湿，泻火解毒。
常用配方	①治痢疾：三颗针、红糖各 15 g，水煎服。②治火眼：三颗针适量，磨水，点眼角。③治湿热黄疸：三颗针 15 g，水煎服。④治跌打损伤：三颗针 30 g，泡酒服。

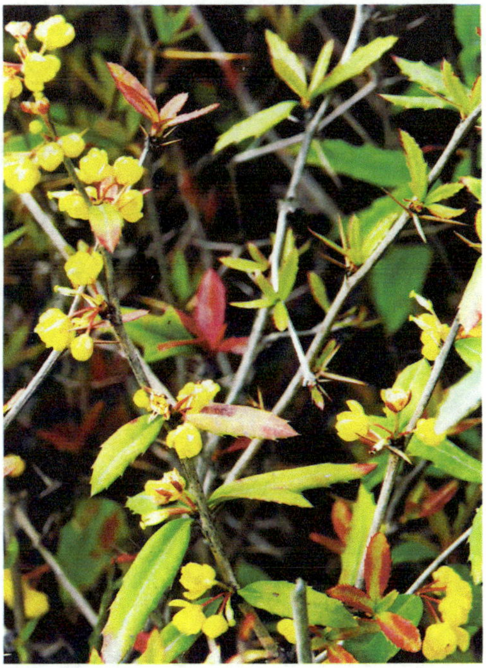

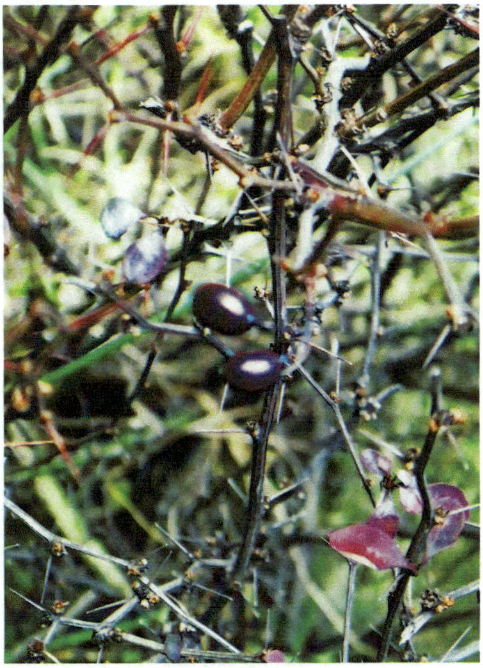

干　姜

来源及药用部位	姜科植物姜 *Zingiber officinale* Rosc. 的干燥根茎。
形态特征	多年生草本，高 40～100 cm。根肉质，扁圆横走，分枝，有芳香及辛辣味。叶互生，2 列；无叶柄；叶鞘抱茎；叶片披针形，光滑无毛；叶舌膜质。花茎自根茎抽出；穗状花序，椭圆形；苞片绿白色；花冠黄绿色，裂片披针形；雄蕊 1 枚，暗紫色；子房 3 室、无毛，花柱 1 枚，柱头近球形。花期 7—8 月。
性味功效	辛，热。温中散寒，回阳通脉，燥湿消痰。
常用配方	①治脘腹冷痛、因寒呕吐：干姜、高良姜各等量，研末，每用 3 g，米汤送服。②治冷泻：干姜 5 g，党参、白术各 12 g，水煎服。③治四肢厥逆、脉微：干姜、附子、甘草各适量，水煎服。④治肺寒痰饮咳喘：干姜 5 g，细辛、麻黄各 3 g，五味子 10 g，水煎服。

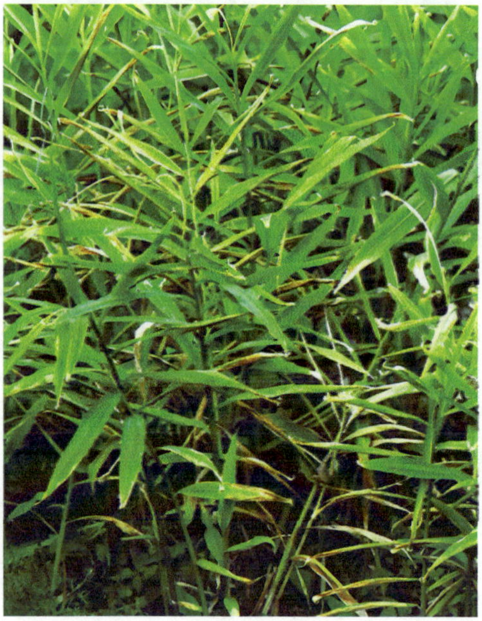

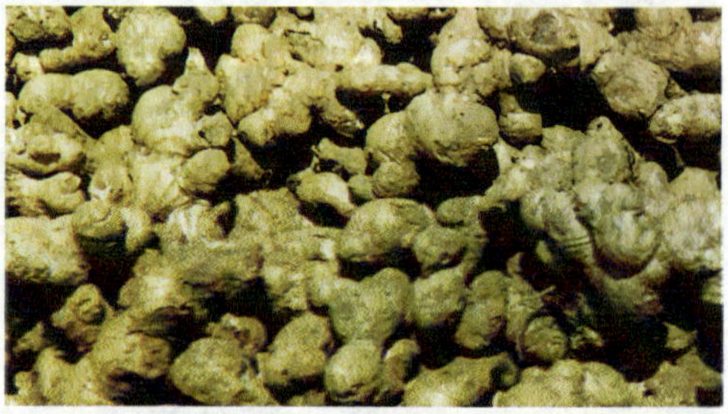

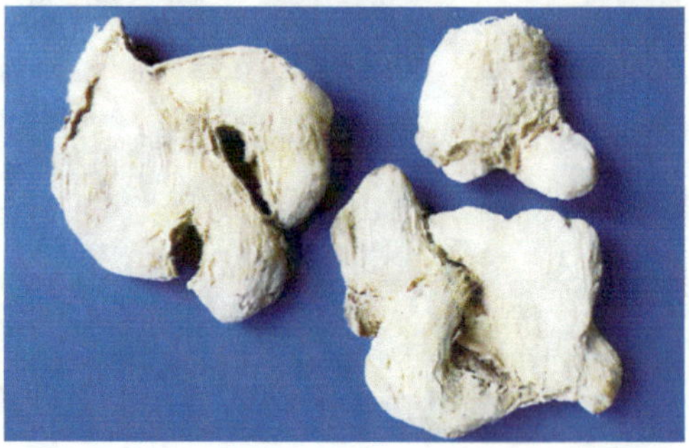

干　漆

来源及药用部位	漆树科植物漆树 *Toxicodendron vernicifluum* (Stokes) F. A. Barkl. 的干燥树脂。
形态特征	落叶乔木，高达 20 m。树皮灰白色，粗糙。奇数羽状复叶，螺旋状互生；叶片卵形或长方卵形，先端渐尖，基部阔楔形或不整齐圆形，全缘。圆锥花序；花雌雄异株，黄绿色；花萼裂片阔卵形；花瓣 5 枚；雄蕊 5 枚；子房球形，花柱 3 枚。核果大，不偏斜；果核坚硬，压扁。花期 5—6 月，果期 7—10 月。
性味功效	辛，温；有毒。活血祛瘀，消积杀虫。
常用配方	①治小儿疳积：干漆、使君子、陈皮各 5 ~ 6 g，水煎服。②治妇人闭经、小腹痞满疼痛：干漆、当归、牛膝各 12 g，水煎服。

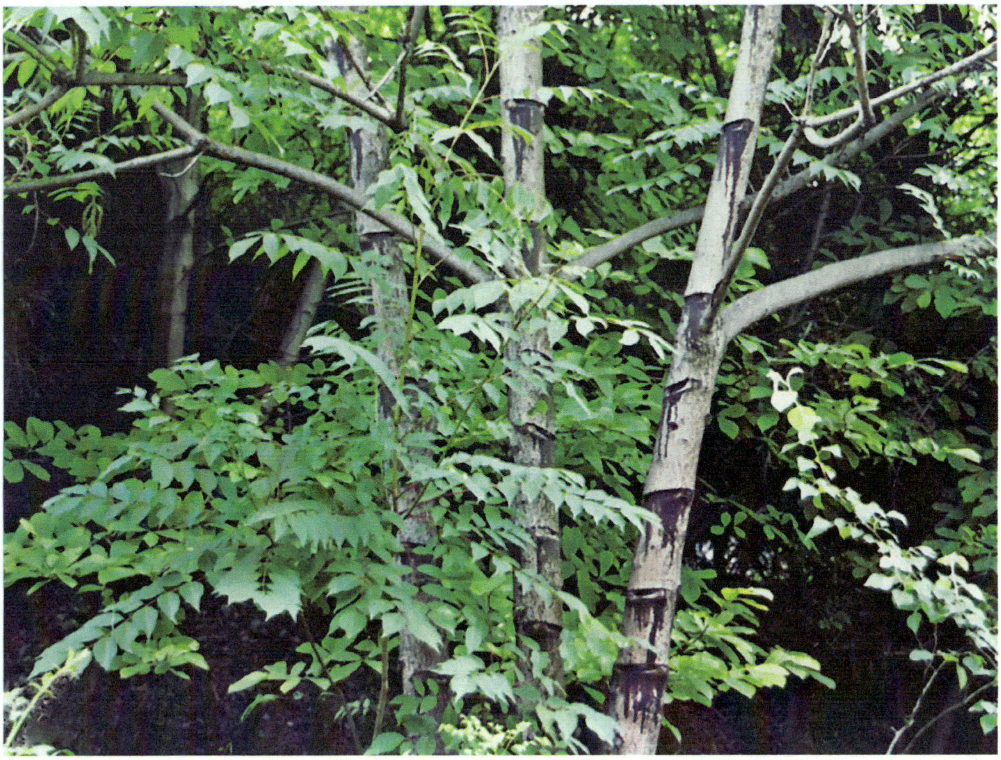

土一枝蒿（飞天蜈蚣）

来源及药用部位	菊科植物云南蓍 *Achillea wilsoniana* Heimerl ex Hand. -Mazz. 的全草。
形态特征	多年生草本，高 35 ~ 100 cm。茎有纵皱纹。叶互生；叶片线形，二至三回羽状深裂，裂片线形。头状花序排列成伞房状，簇生于枝端；边缘舌状花雌性，白色或淡粉红色；中央管状花两性，浅黄色。花期 7—9 月。
性味功效	辛、苦，平；有小毒。活血止痛，消肿解毒。
常用配方	①治跌打伤痛：土一枝蒿、铁筷子、见血飞、大血藤各 20 g，泡酒服。②治胃寒痛：土一枝蒿 0.6 ~ 0.9 g，嚼服。③治肢体末端疼痛：土一枝蒿、白花刺根各 10 g，酒、水各半煎服。④治蛇咬伤：土一枝蒿、独脚莲、八角莲各 10 g，水煎服，并取药渣敷患处。

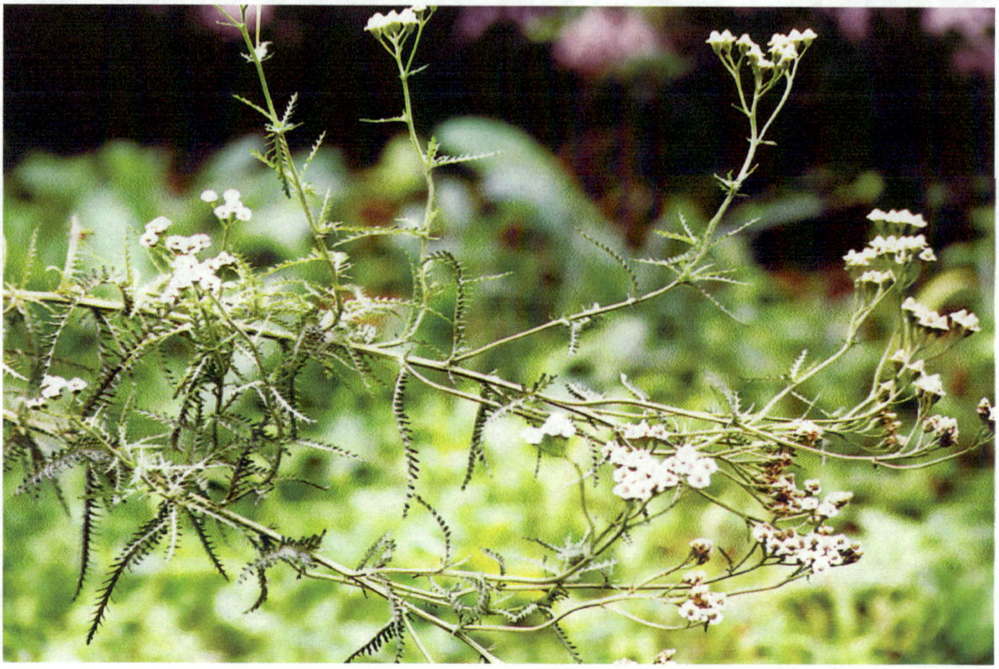

土人参（栌兰）

来源及药用部位	马齿苋科植物土人参 *Talinum paniculatum* (Jacq.) Gaertn 的根。
形态特征	一年生草本，高达 60 cm。根粗壮，圆锥形，肉质。茎直立，圆柱形，下部分枝。单叶互生；叶片肉质，倒卵形或倒卵状长椭圆形，全缘。夏季开淡紫红色小花，萼片 2 枚，花瓣 5 枚。蒴果近圆球形。花期 6—8 月，果期 9—11 月。
性味功效	甘、苦，温。补中益气，健脾止泻。
常用配方	①治失眠健忘：土人参 50 ~ 100 g，炖肉吃。②治病后体虚：土人参、四叶参、竹节参各 50 g，炖肉吃。③治咳嗽、咯血：土人参 50 g，冰糖 20 g，水煎服。

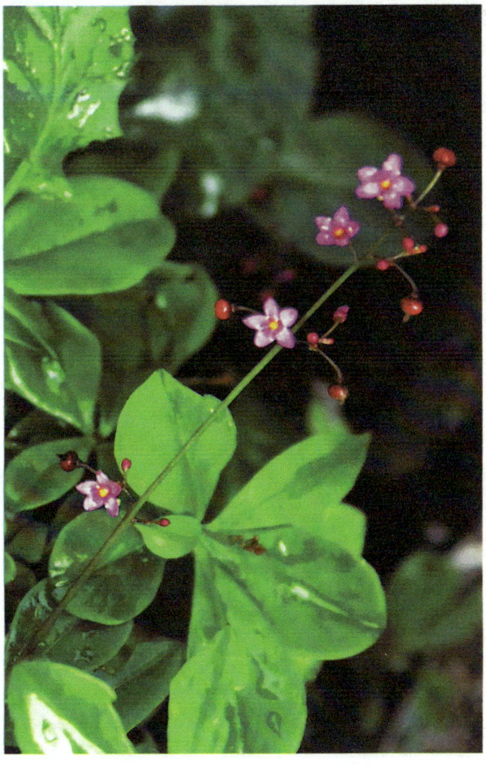

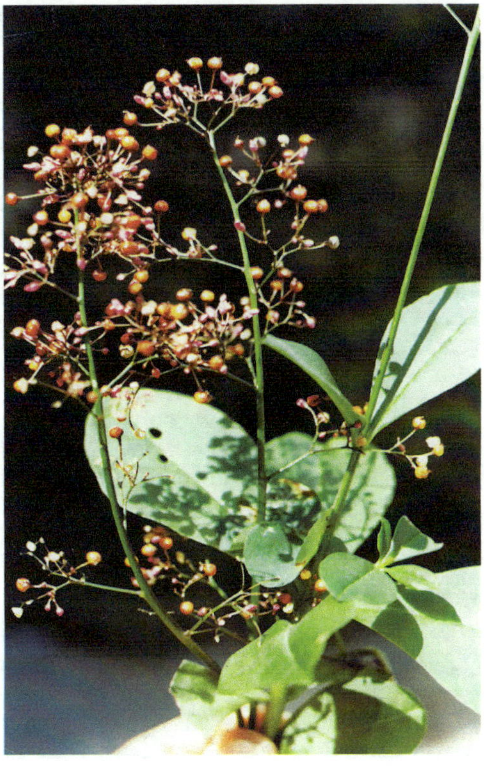

土三七（血当归）

来源及药用部位	菊科植物菊叶三七 *Gunyra japonica* (Thunb.) Juel. 的全草。
形态特征	多年生直立草本。宿根肉质肥大，茎带肉质。基生叶有锯齿或羽状分裂。茎生叶互生，羽状分裂；裂片卵形至披针形，边缘浅裂或具疏锯齿，先端短尖或渐尖。头状花序排成伞房状；总苞筒状，绿色；花冠筒状，金黄色；雄蕊 5 枚；雌蕊 1 枚。瘦果狭圆柱形。花期、果期 9—10 月。
性味功效	甘、辛，平。活血散瘀，解毒消肿。
常用配方	①治骨折：土三七、半边山、水冬瓜各适量，捣烂，敷患处。②治跌打损伤疼痛：土三七、筋骨草、酸咪咪各 30 g，酒、水各半煎服。③治吐血：土三七、金不换各 30 g，捣汁服。④治痛经：土三七、对叶莲各 20 g，水煎服。⑤治疮毒：土三七适量，捣烂，敷患处。

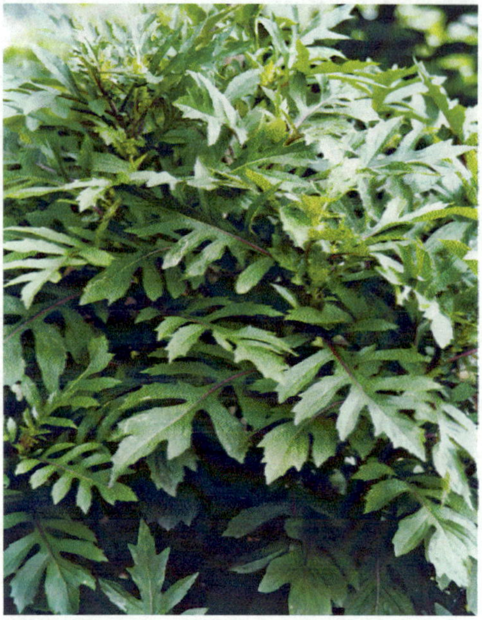

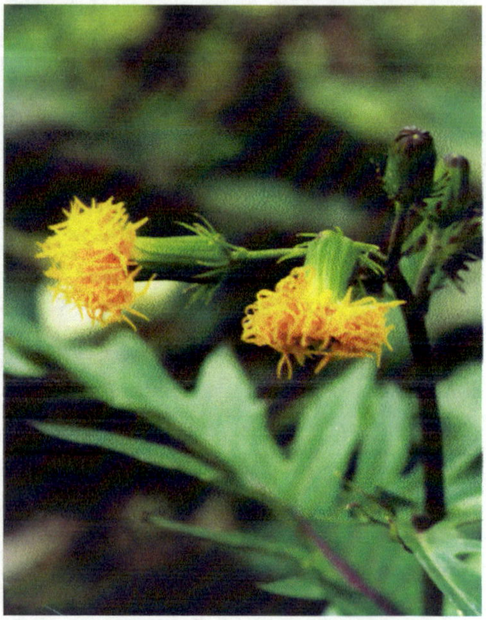

土马鬃（金发藓）

来源及药用部位	金发藓科植物金发藓 *Polytrichum commune* L. ex Hedw. 的干燥全草。
形态特征	常绿小草本。茎不分枝，上部深绿色，下部密生假根，老时呈棕红色或暗红色。上部叶螺旋状密生，下部叶渐小而渐疏；叶长披针形，先端突尖成刺状，边缘具细锯齿。花单性异株。雄株稍矮，顶端着生雄器状似花苞，从中央常生出新枝。雌株较高大，顶生四棱柱形孢蒴；孢蒴棕红色，幼时直立，老时多变弯垂；孢蒴外覆盖有膜状蒴帽，呈棕黄色。孢子细小，圆球形，黄色，平滑。
性味功效	甘，寒。滋阴清热，凉血止血，润肠通便。
常用配方	①治肺痨咯血：土马鬃 30 g，捣烂熬水，加白糖服。②治哮喘：土马鬃、瓜子壳各 30 g，白芥子 9 g，水煎服。

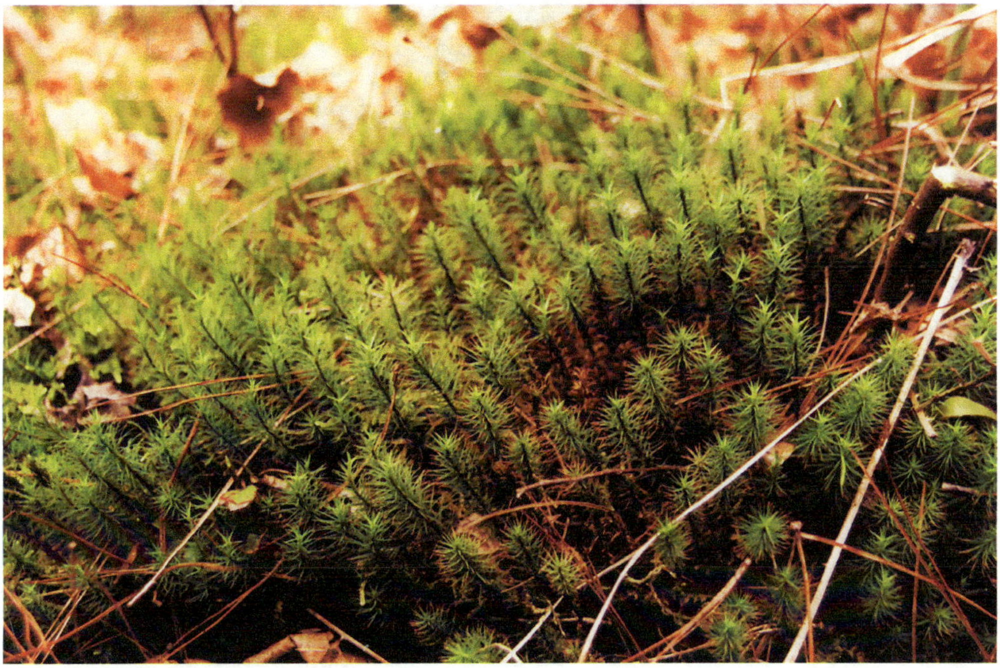

土木香

来源及药用部位	菊科植物土木香 *Inula helenium* L. 的根。
形态特征	多年生草本，全株密被短柔毛。根茎块状而有分枝。基生叶无叶柄；叶片半抱茎，长椭圆形，基部心形。头状花序腋生，黄色，排成伞房花序；边缘为舌状花；中央为管状花。瘦果无毛。花期 6—9 月。
性味功效	辛、苦，温。健脾和胃，行气止痛，驱虫。
常用配方	①治胃脘疼痛：土木香 3 g，延胡索 15 g，共研末，开水冲服，每日 2 次。②治胸胁疼痛：土木香、郁金各 9 g，水煎服。③治便下脓血、里急后重：土木香、黄连各 9 g，水煎服。④治牙痛：土木香适量，捣烂或嚼烂，含患处或塞入龋齿孔内。

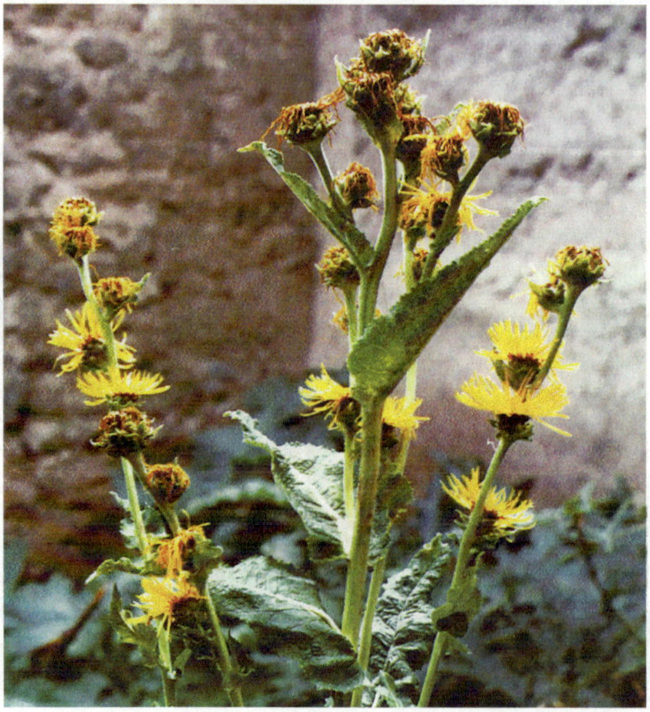

土贝母

来源及药用部位	葫芦科植物假贝母 *Bolbostemma paniculatum* (Maxim.) Franquet 的鳞茎。
形态特征	攀缘草质藤本。鳞茎肥厚，肉质，白色，扁球形或不规则球形。茎纤细，无毛，具棱沟。叶柄纤细；叶片卵状近圆形，掌状 5 深裂，两面无毛或仅大叶脉上有短柔毛。卷须丝状，单一或二歧。花雌雄异株；雌、雄花序均为疏散的圆锥状；花梗纤细；花黄绿色；花萼与花冠相似，裂片均为卵状披针形，先端具尾状长丝；雄蕊 5 枚；子房近球形，花柱 3 枚。果实圆柱状。种子卵状菱形，暗褐色，表面有雕纹状凸起。花期 6—8 月，果期 8—9 月。
性味功效	苦，凉。清热化痰，散结拔毒。
常用配方	治乳癖肿痛：土贝母、蒲公英、穿山甲、橘核、金银花、夏枯草各 15 g，水煎服。

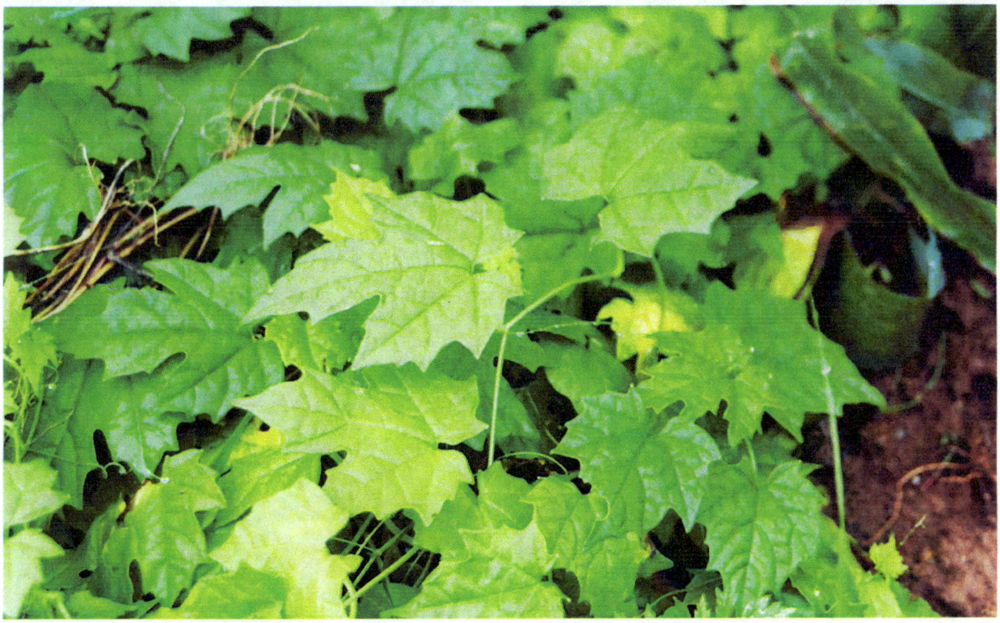

土牛膝

来源及药用部位	苋科植物土牛膝 *Achyranthes aspera* L. 的根。
形态特征	多年生草本。根细长，外皮土黄色。茎直立，方形，疏被柔毛，节略膨大，节上对生枝叶。叶片椭圆形或椭圆状披针形，全缘，两面被柔毛；具叶柄。穗状花序顶生；小花多数；苞片1枚，先端有齿，紫红色；花被5枚，绿色；雄蕊5枚，花丝下部合生。胞果长卵形。
性味功效	苦、酸，平。补肝肾，强筋骨，破血，止咳。
常用配方	①治崩漏：土牛膝、紫草各9 g，水煎服。②治跌打损伤肿痛：土牛膝、九龙藤、白蛇胆、铁筷子各30 g，泡酒服。③治咳嗽：土牛膝10 g，石油菜20 g，水煎服。

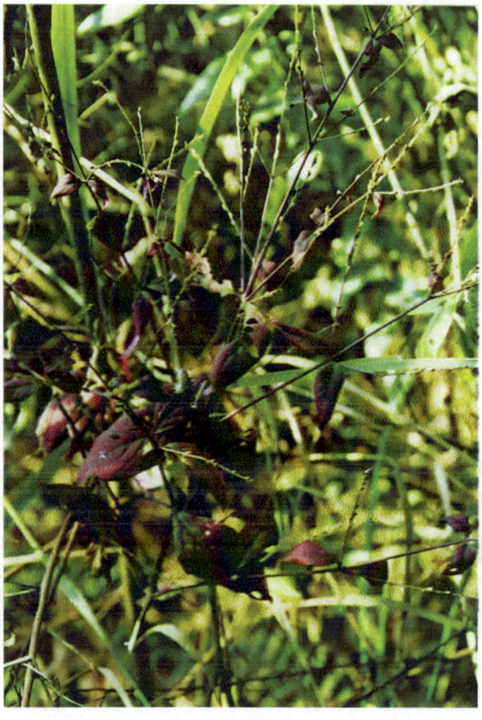

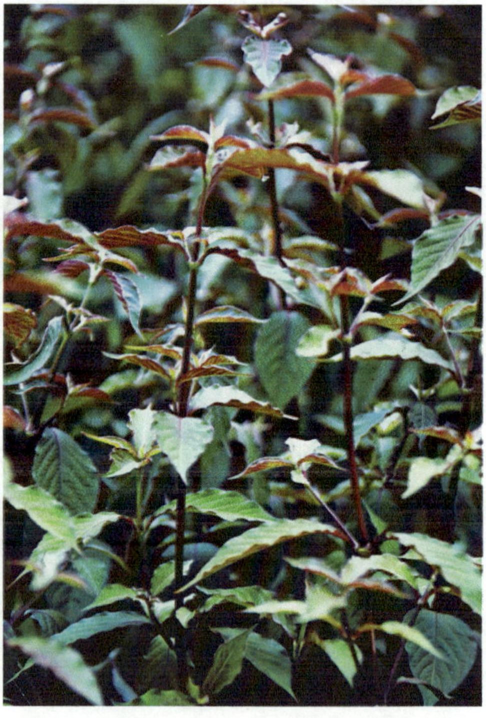

土苋菜

来源及药用部位	苋科植物凹头苋 *Amaranthus lividus* L. 的全草。
形态特征	一年生草本。茎直立。叶互生；叶柄长 3 ~ 10 cm；叶片棱状广卵形或三角形状广卵形，钝头或微凹，基部宽楔形。花序在下部者呈圆锥形，上部者呈穗状花序；花淡绿色，单性，雌雄同株；苞片卵形，膜质；雄蕊 3 枚；雌蕊 1 枚，柱头 3 裂。胞果椭圆形。种子黑褐色，近于扁圆形，平滑有光泽。花期 7—8 月，果期 8—9 月。
性味功效	淡，微寒。清热利湿。
常用配方	①治湿热泄泻：土苋菜 10 g，天青地白 20 g，水煎服。②治黄疸胁痛：土苋菜 10 g，金沸草 15 g，海金沙藤 15 g，水煎服。③治牙痛：土苋菜、茜草各 10 g，水煎服。④治疔疮肿痛：鲜土苋菜适量，捣烂，敷患处。

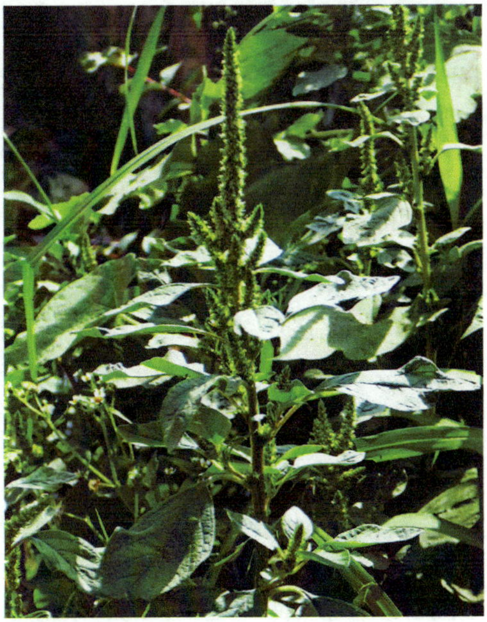

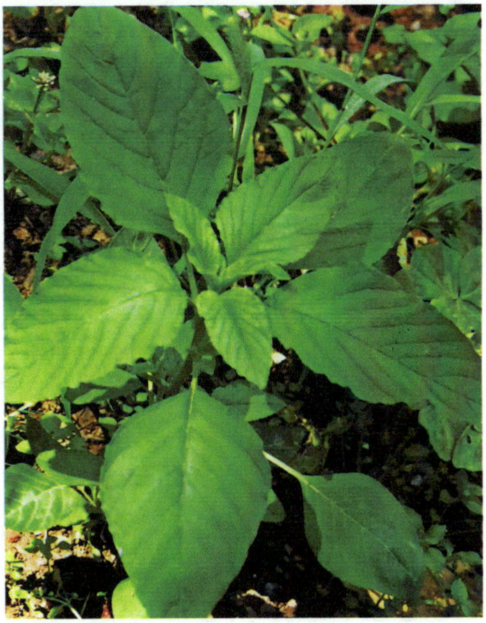

土荆皮

来源及药用部位	松科植物金钱松 *Pseudolarix amabilis* (Nelson) Rehd. 的根皮或近根树皮。
形态特征	落叶乔木。树干通直，树冠塔形。枝分长枝与短枝 2 种类型。长枝上的叶螺旋状散生；短枝叶数十枚簇生，平展如铜钱，线形。球花单生。成熟球果有短梗，卵圆形；种鳞木质，卵状披针形，先端有凹缺，基部两侧耳状。种子卵圆形，具膜质种翅。花期 4 月，果期 10 月。
性味功效	辛，温；有毒。杀虫，止痒。
常用配方	①治体癣、足癣、头癣：土荆皮适量，制成酊剂，搽患处。 ②治湿疹阴痒：土荆皮、蛇床子各 15 g，明矾 3 g，水煎取液，熏洗患处。

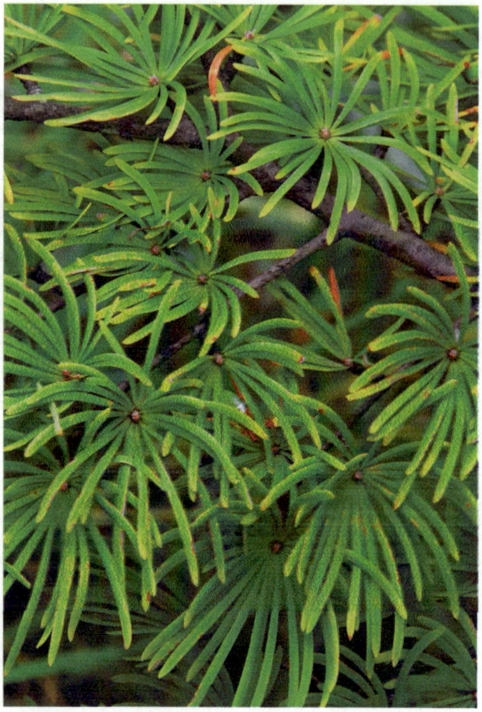

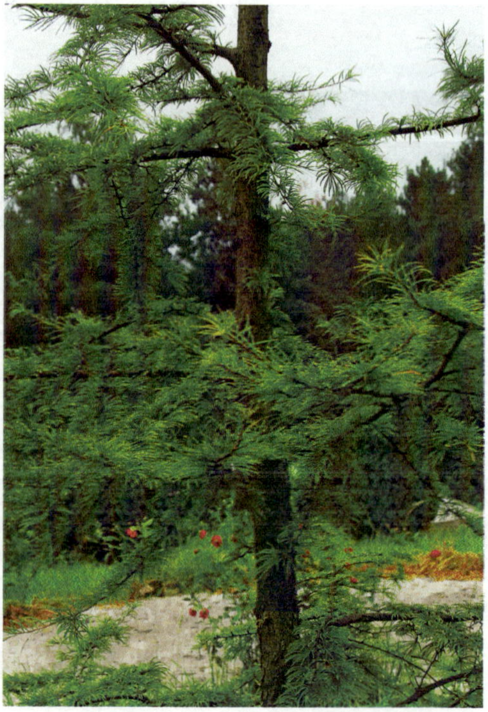

土荆芥

来源及药用部位	藜科植物土荆芥 *Chenopodium ambrosioides* L. 的全草。
形态特征	一年生或多年生草本。茎直立，多分枝，有棱，无毛或有腺毛，揉之有强烈气味。单叶互生；有短叶柄；叶片长圆形或长圆状披针形，全缘，先端钝，上面绿色，下面有油点。花小，绿色，簇生或单生；花被5裂；萼片5枚；雄蕊5枚；子房1室。胞果扁球形。
性味功效	辛、苦，温；有毒。杀虫止痒，祛风消肿。
常用配方	①治肠道寄生虫：土荆芥9 g，岩兰花根15 g，水煎服。②治风湿痹痛：土荆芥、透骨香、松叶各12 g，水煎取液，洗患处。③治皮肤瘙痒：土荆芥、青蒿各15 g，水煎洗。④治脚气：鲜土荆芥适量，捣汁，搽患处。

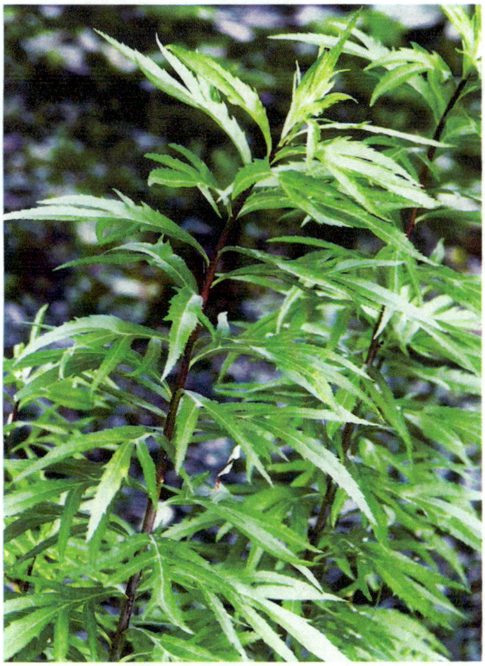

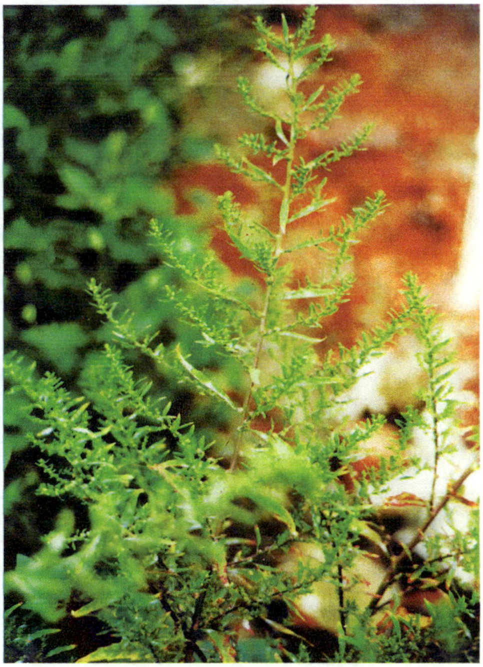

土茯苓

来源及药用部位	百合科植物光叶菝葜 *Smilax glabra* Roxb. 的根茎。
形态特征	攀缘状灌木。根茎块状，着生多数须根。茎无刺。叶互生；叶片革质，披针形至长椭圆状披针形，全缘，下面被白粉；基出脉 3~5 条；叶鞘先端常变成 2 条卷须。伞形花序腋生；花单性，雌雄异株，白色；雄蕊 6 枚；子房上位。花期 7—11 月，果期 11 月至次年 4 月。
性味功效	甘、淡，平。祛风除湿，解毒杀虫。
常用配方	①治风湿痹痛：土茯苓、枫树皮各 30 g，水煎服。②治痨弱干瘦：土茯苓、臭山羊根、黑根各 20 g，炖肉吃。③治尿血：土茯苓、茶树根各 15 g，水煎服。④治皮肤瘙痒：土茯苓 50 g，水煎代茶饮。

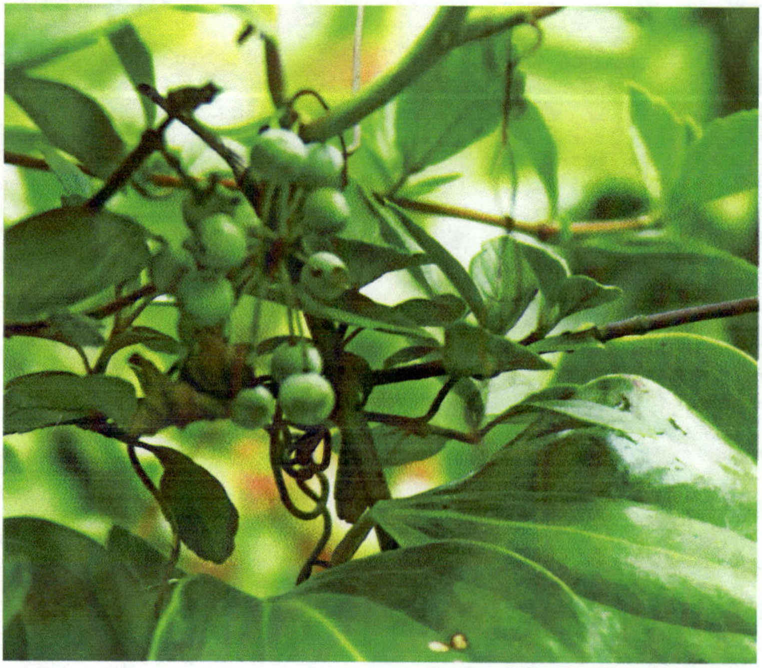

土砂仁

来源及药用部位	姜科植物艳山姜 *Alpinia zerumbet* (Pers.) Burtt. et Smith 的根茎或果实。
形态特征	多年生常绿草本，高 1.5 ~ 3 m。叶互生；叶片披针形，先端渐尖而有一旋卷的小尖头，基部渐狭，边缘具短柔毛，两面均无毛。圆锥花序呈总状花序式、下垂，花序轴紫红色；花萼近钟形，白色，先端粉红色，2 齿裂；花冠裂片长圆形，乳白色，先端粉红；侧生退化雄蕊钻状；子房被金黄色粗毛。蒴果卵圆形。种子有棱角。花期 4—6 月，果期 7—10 月。
性味功效	辛、涩，温。行气健脾，燥湿祛寒。
常用配方	①治心腹冷痛：土砂仁、山鸡椒各 10 g，水煎服。②治痰湿积滞：土砂仁、岩百合、大毛香各 15 g，水煎服。③治胃寒呕吐：土砂仁、薄荷各 10 g，水煎代茶饮。④治小儿疳积：土砂仁、爵床各 10 g，水煎服。

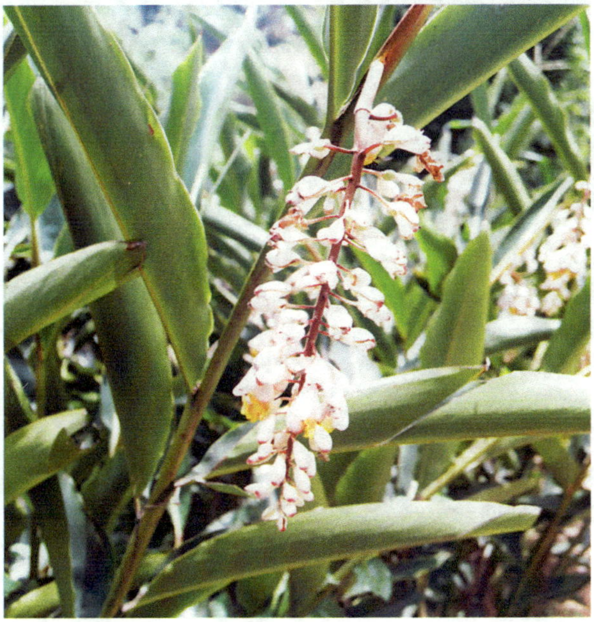

土香榧（粗榧）

来源及药用部位	三尖杉科植物中国粗榧 *Cephalotaxus sinensis* (Rehd. et Wils.) Li. 的枝叶、种子。
形态特征	常绿小乔木，高达 2 ~ 5 m，有时可达 15 m。叶片螺旋状着生，2 裂，线形，通常直，稀微弯，先端微急尖或有短尖头，基部近圆形或宽楔形，近无叶柄。雄球花 6 ~ 7 朵聚生成头状，雄蕊 4 ~ 11 枚，花丝短，通常具 3 枚花药；雌球花通常有 2 ~ 5 个胚珠。种子椭圆状卵形、卵圆形或近长圆形。花期 3—4 月。
性味功效	苦、涩，寒。收敛止血，驱虫，消积，清热解毒，抗癌。
常用配方	①治蛔虫病、钩虫病：土香榧 15 ~ 18 g，水煎服。②治内脏出血：土香榧 10 g，大叶紫珠 30 g，水煎服。

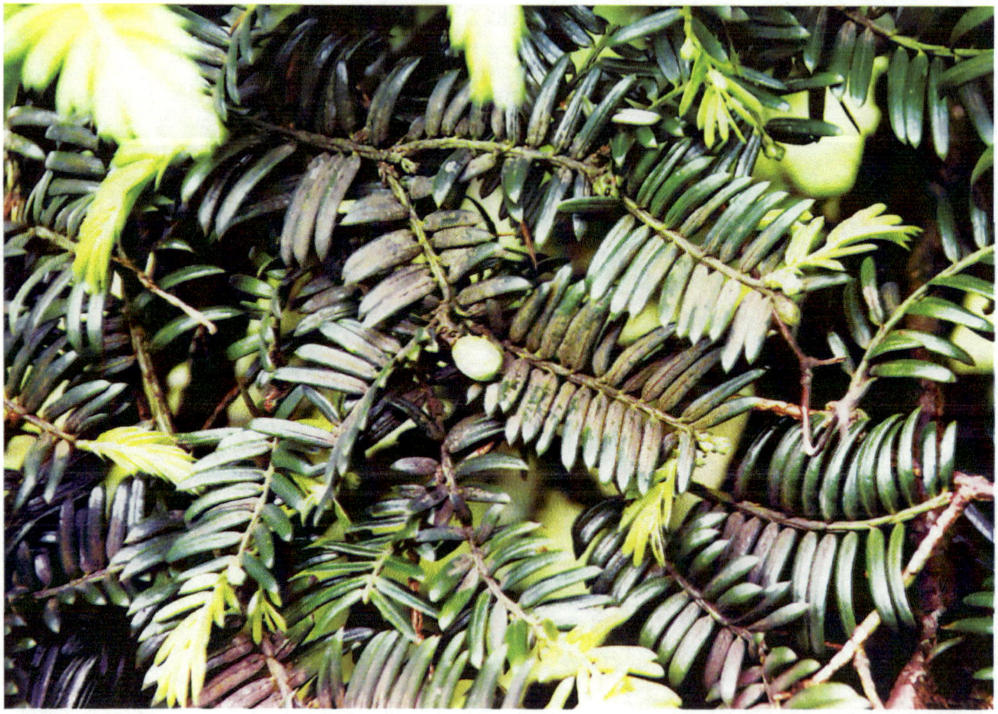

土党参

来源及药用部位	桔梗科植物大花金钱豹 *Campanumoea javanica* Bl. 的根。
形态特征	多年生缠绕藤本，长可达 2 m。根茎极短；根圆柱形，常分枝，肉质肥大。茎缠绕，细长而分枝多。叶对生；叶片柔嫩，卵状心形，先端钝尖，基部心形，边缘浅波状。花 1 ~ 2 朵生于叶腋；花萼 5 枚；花冠钟状，先端 5 裂，淡黄绿色，有淡紫色条纹；雄蕊 5 枚；子房半下位，柱头 5 裂。浆果半球形，熟时黑紫色。花期 8—9 月，果期 9—11 月。
性味功效	甘，平。补肺止咳，健脾生津，下乳。
常用配方	①治病后体虚：土党参 50 g，炖猪瘦肉，吃肉喝汤。②治肺痨咳嗽：土党参、白及、朱砂根各 30 g，水煎服。③治产后乳汁不下：土党参、阳雀花根、地瓜藤各 30 g，炖猪蹄吃。④治脾虚泄泻：土党参 15 ~ 30 g，大枣 9 ~ 15 g，水煎服。

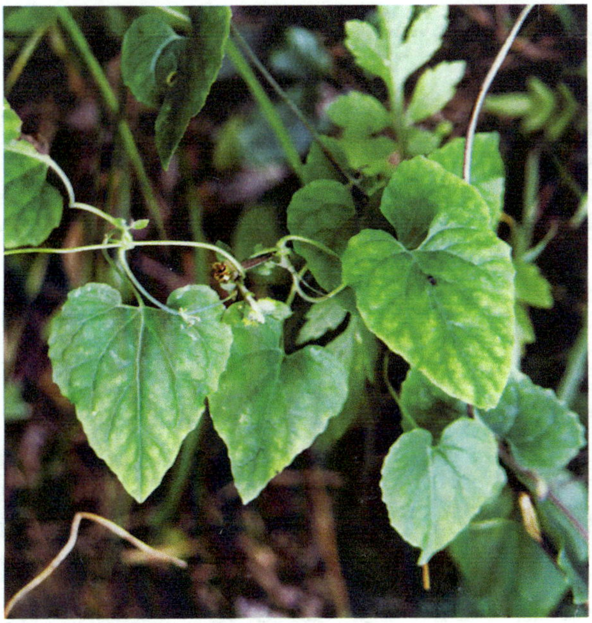

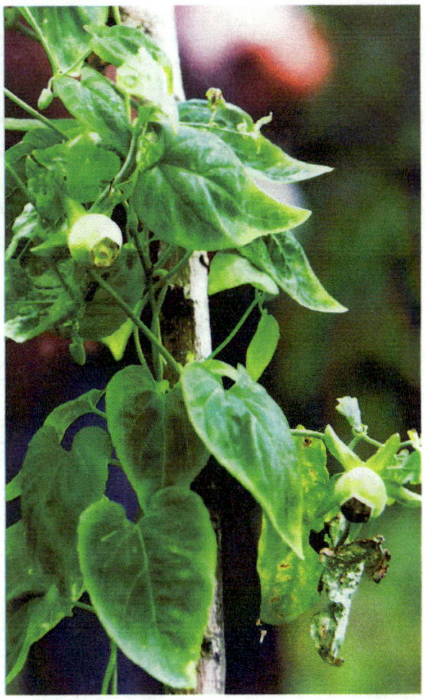

土常山

来源及药用部位	虎耳草科植物蜡莲绣球 *Hydrangea strigosa* Rehd. 的根。
形态特征	灌木，高 2～3 m。小枝圆柱状或稍呈四棱形，被平贴硬毛，老时灰褐色。单叶对生；叶柄长；叶片披针形、椭圆状披针形至倒卵形，先端渐尖，基部楔形或圆形，边缘具细锯齿，上面绿色，下面灰色，两面均具平贴硬毛。聚伞花序顶生；花梗密被平贴硬毛；花二型，外缘为不育花、萼片 4 枚、花瓣白色或紫色，中央为能育花、白色、萼筒与子房合生；花瓣 5 枚；雄蕊 10 枚；雌蕊 1 枚，子房下位。花期 7—8 月，果期 11—12 月。
性味功效	辛、酸，凉。截疟，消食，清热解毒，祛痰散结。
常用配方	①治疟疾：土常山 15～18 g，研细末，与鸡蛋 1～3 个拌和后煎饼，发冷前 1 次吃完。②治跌打肿痛、痈疖肿毒：土常山适量，捣烂，敷患处。③治咽喉肿痛：土常山 10 g，水煎含漱。④治皮肤疥癣：土常山、千里光各适量，浓煎，浸洗患处。

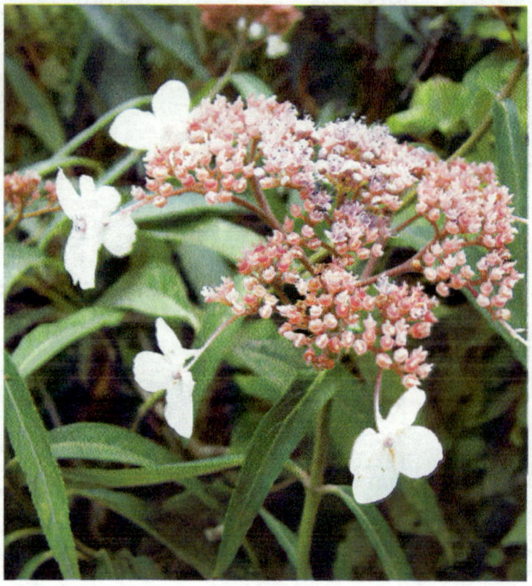

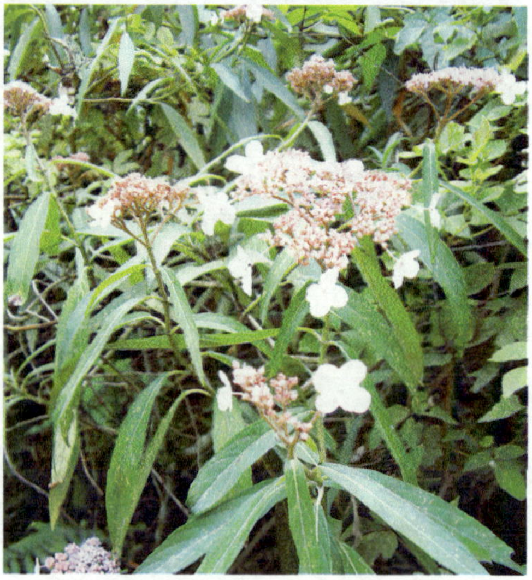

土鳖虫（土鳖）

来源及药用部位	鳖蠊科昆虫地鳖 *Eupolyphaga sinensis* Walker. 或冀地鳖 *Steleophaga plancyi* (Boleny) 的雌虫体。
形态特征	地鳖：呈扁平卵形。前端较窄，后端较宽；背部紫褐色，具光泽，无翅。前胸背板较发达，盖住头部；腹背板 9 节，呈覆瓦状排列。腹面红棕色，头部较小，有丝状触角 1 对、常脱落。胸部有足 3 对，具细毛和刺。腹部有横环节。
性味功效	咸，寒；有毒。破瘀血，续筋骨。
常用配方	①治血滞闭经：土鳖虫、大黄、桃仁各 12 g，水煎服。②治跌打损伤、骨折筋损：土鳖虫、骨碎补、桃仁、乳香各 12 g，水煎服。③治症瘕：土鳖虫 9 g，桃仁、红花、丹参、当归、木香各 6 g，水煎服。

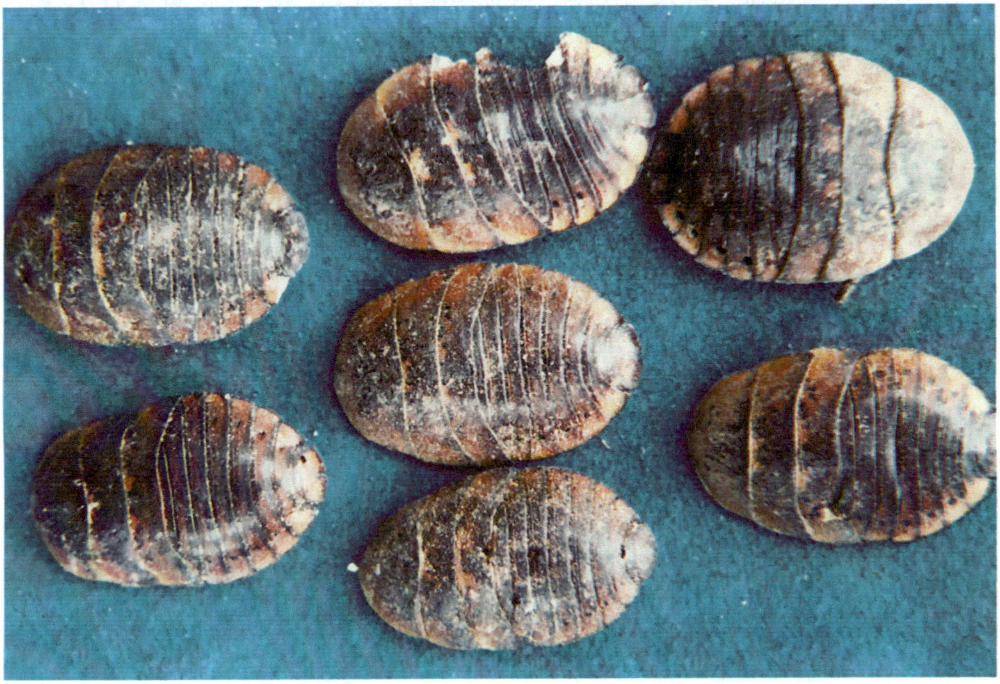

大飞扬草

来源及药用部位	大戟科植物飞扬草 *Euphorbia hirta* L. 的全草。
形态特征	一年生草本。茎基部分枝，淡红色或淡紫色。叶对生；叶柄短；托叶小，线形；叶片披针状长圆形至卵形或卵状披针形，先端急尖或钝，基部圆而偏斜，边缘有细锯齿，稀全缘。杯形头状花序密集生于叶腋；花单性；总苞宽钟状，顶端4裂；雄花具雄蕊1枚；雌花子房3室。蒴果卵状三棱形，被短柔毛。种子卵状四棱形。花期全年。
性味功效	辛、微苦，平。清热解毒，凉血止血。
常用配方	①治湿热痢疾：大飞扬草20 g，赤痢加白糖，白痢加红糖，共炖服。②治肺痈：鲜大飞扬草适量，捣烂绞汁，热水冲服。③治乳痈：大飞扬草60 g，豆腐120 g，共炖服。④治尿血：鲜大飞扬草、鲜金丝草各30 g，鲜乌韭、红糖各15 g，水煎服。

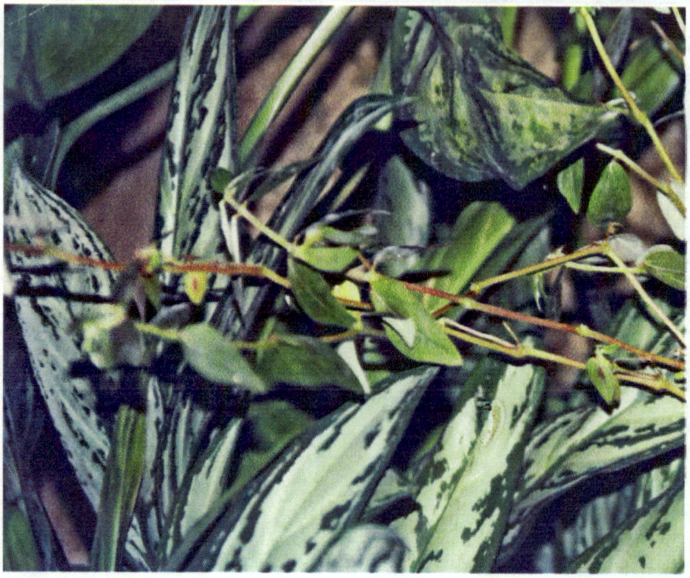

大马蹄草（崩大碗）

来源及药用部位	伞形科植物积雪草 *Centella asiatica* (L.) Urban. 的全草。
形态特征	多年生匍匐草本。茎光滑、细长，节上生根。单叶互生；有长叶柄；叶片圆形或肾形，基部宽心形，边缘有钝齿，两面无毛或背面疏生柔毛。伞形花序单生；每一花梗顶端有花 3 ~ 4 朵，常聚生为头状花序。双悬果扁圆形，光滑，主棱间有网状纹相连。花期、果期 4—10 月。
性味功效	甘、辛，凉。清热利湿，活血止痛。
常用配方	①治湿热黄疸：大马蹄草、凤尾草、酸咪咪各 50 g，水煎服。②治水肿：大马蹄草 50 g，酸咪咪 10 g，车前草 15 g，水煎服。③治跌打伤痛：大马蹄草 50 g，酒、水各半煎服。④治缠腰火丹：鲜大马蹄草适量，捣烂取汁，搽患处。⑤治指疔：大马蹄草、半边莲各适量，捣烂，敷患处。

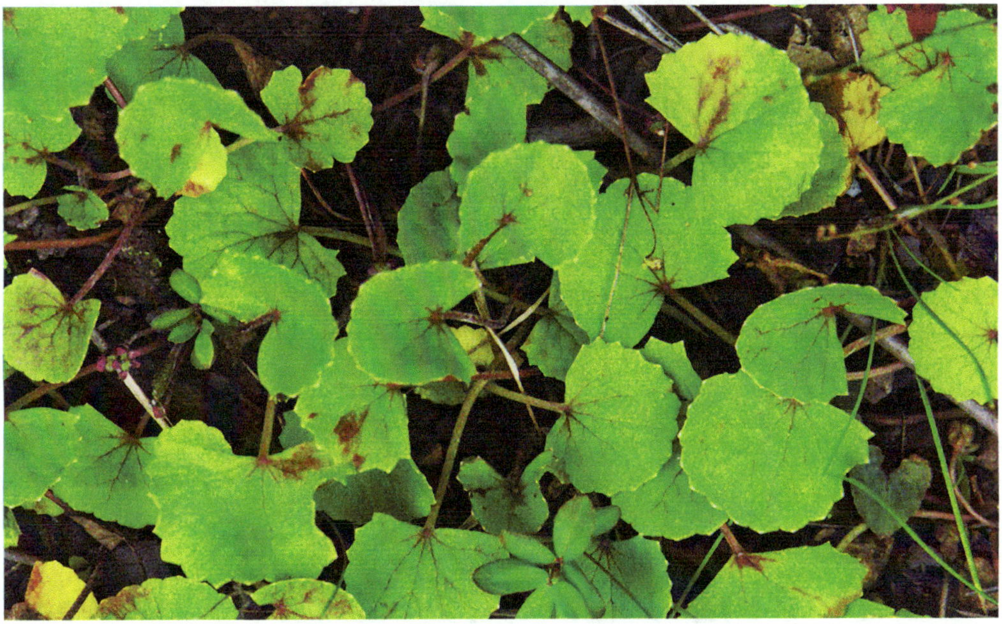

大水麻（水禾麻）

来源及药用部位	荨麻科植物长叶苎麻 *Boehmeria penduliflora* Wedd. 的全草。
形态特征	多年生草本。叶对生；叶片厚纸质，披针形或条状披针形，基部圆形或不明显心形，先端长渐尖，边缘疏生不整齐的粗锯齿，上面粗糙、生短糙伏毛，下面沿脉网生短柔毛；托叶钻形。花单性，绿色，雌雄异株；穗状花序腋生；雌花簇位于雄花簇上方；雄花花萼 4 裂，雄蕊 2～4 枚；雌花簇密集、球形，花柱 1 枚，柱头线形、宿存。瘦果椭圆形或卵球形。花期 7—10 月。
性味功效	甘、辛，平。清热祛风，解毒杀虫，化瘀消肿。
常用配方	①治风湿痹痛：大水麻 60 g，山豆根、八爪金龙各 21 g，追风伞 45 g，泡酒服。②治骨折：鲜大水麻根、鲜泽兰根、鲜家麻根各适量，捣绒，兑烧酒，加热后敷伤处。

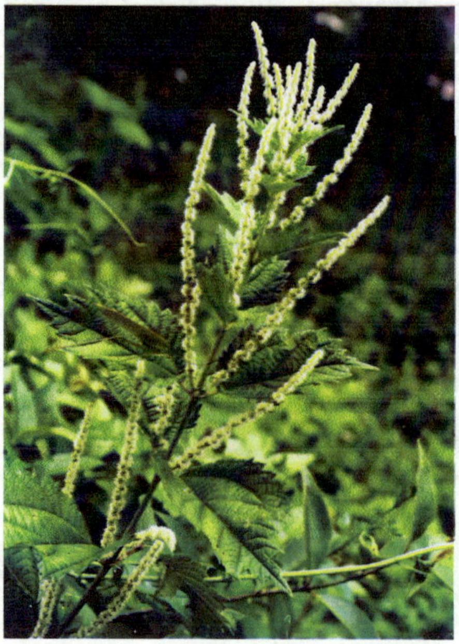

大毛桐

来源及药用部位	大戟科植物毛桐 *Mallotus barbatus* (Wall.) Muell. Arg. 的根或叶。
形态特征	落叶灌木或小乔木，高 1 ~ 4 m。幼枝密被棕黄褐色星状绵毛。叶互生；叶柄长 5 ~ 22 cm，被绵毛；幼叶红色，质厚，绒状；叶片纸质，卵形或卵圆形，先端渐尖，基部浑圆，边缘具疏锯齿、不分裂或 3 浅裂，上面幼时密被星状茸毛，后渐变无毛。总状花序顶生或腋生；花序柄被毛；花单性，雌雄异株；雄花 5 ~ 8 朵簇生，萼片 4 ~ 5 枚，雄蕊多数；雌花单生于苞腋内，花萼 4 裂，子房圆形、有乳头样凸起、4 室。蒴果扁球形，被软刺和星状茸毛。种子卵形，黑色，光亮。花期 4—6 月，果期 7—10 月。
性味功效	苦，平。清热，利湿。
常用配方	①治肺痨咯血：大毛桐根 60 g，小公鸡 1 只，共炖服。②治褥疮：大毛桐叶、毛漆公叶各等量，晒干研末，清洁创面后敷。③治湿疹：大毛桐叶适量，晒干研末，敷患处。

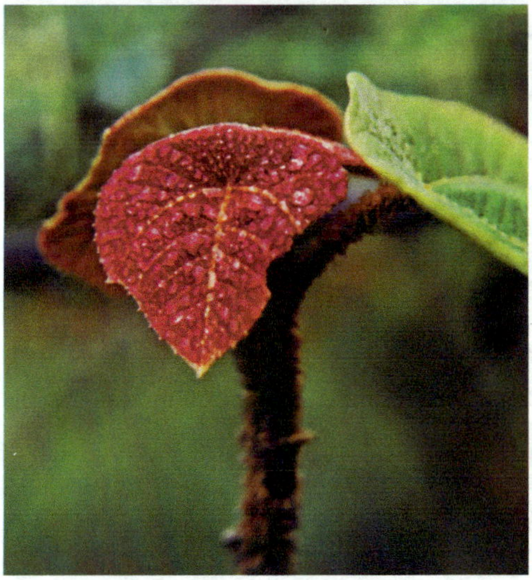

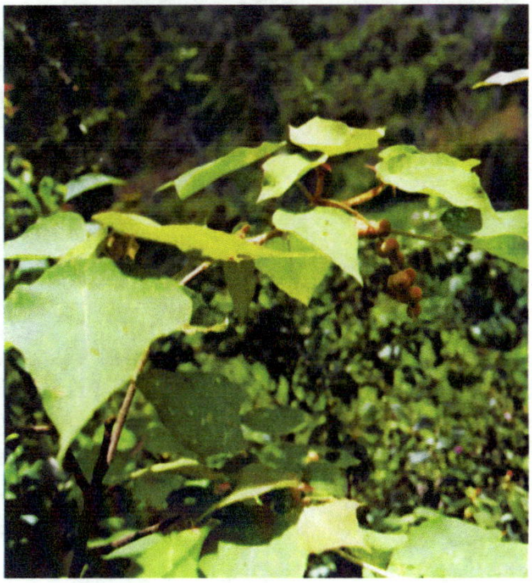

大风子

来源及药用部位	大风子科植物泰国大风子 *Hydnocarpus anthelminthicus* Pierre. 或海南大风子 *Hydnocarpus hainanensis* (Merr.) Sleum. 的种子。
形态特征	大风子：常绿乔木。叶互生；叶片长椭圆形，先端钝尖，基部钝圆，全缘，两面无毛；侧脉 8~10 对，网脉明显。花单性或杂性，1 朵至数朵簇生。雄花萼片 5 枚；花瓣 5 枚，卵形；能育雄蕊 5 枚，中央有退化子房。雌花的退化雄蕊合生成纺锤状，子房卵形、被长硬毛，柱头 5 裂。浆果球形，果皮坚硬。种子 30~50 粒，卵形。花期 1—3 月。
性味功效	辛，热；有毒。祛风燥湿，攻毒杀虫。
常用配方	①治疥疮：大风子 20 个（去皮），羊尾油 2 片，硫黄 3 g，山楂 30 个（去尖），捣烂，生绢布袋装，每日握在手中闻。②治癣：大风子、槟榔各 15 g，硫黄 9 g，醋煎，搽患处。

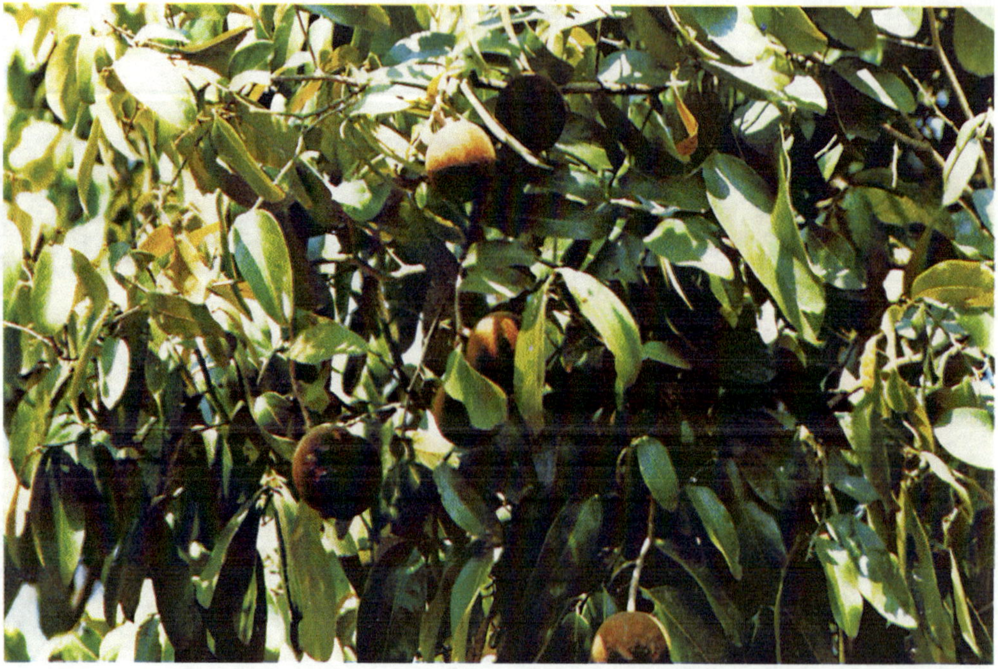

大乌金草根

来源及药用部位	马兜铃科植物长毛细辛 *Asarum pulchellum* Hemsl. 的根。
形态特征	多年生草本，全株密生白色长柔毛（干后棕色）。根茎长达 50 cm，斜生或横走；地上茎长 3 ~ 7 cm。叶对生；叶柄长 10 ~ 22 cm，有长柔毛；芽苞叶卵形，背面及边缘密生长柔毛；叶片卵状心形或阔卵形，先端急尖或渐尖，基部心形，两面密生长柔毛。花紫红色；花梗被毛；花被裂片卵形，外被柔毛，紫色；雄蕊与花柱近等长；子房半下位、被柔毛，花柱合生。果近球形。花期 4—5 月。
性味功效	辛，温。温肺祛痰，祛风除湿，理气止痛。
常用配方	①治胃痛、腹痛：大乌金草根、紫金砂根各等量，共研末，每次 3 ~ 6 g，温开水送服。②治牙痛：大乌金草根，嚼烂，含于牙痛处。

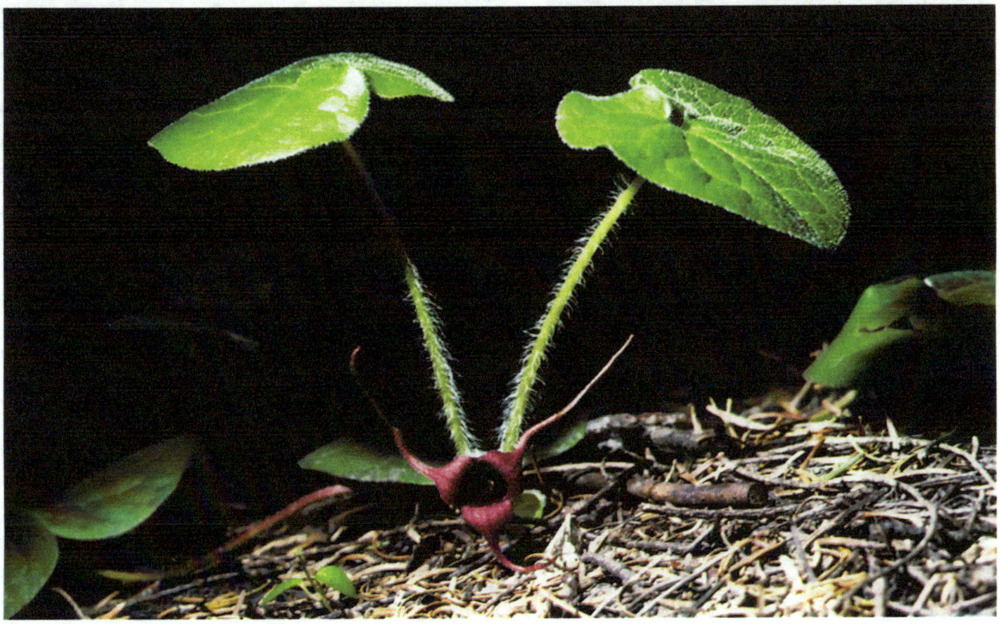

大乌泡

来源及药用部位	蔷薇科植物大乌泡 *Rubus multibracteatus* Lévl. et Vant. 的全株。
形态特征	蔓生小灌木，高 2～3 m。茎、叶柄及叶下均被黄色绒毛。单叶互生；叶片革质，近圆形，边缘掌状 7～9 裂，先端圆钝或锐尖，基部心形，边缘有不整齐重锯齿，下面灰白色。圆锥或总状花序顶生，密被黄色绒毛；苞片椭圆形；萼裂片卵形。聚合果球形，红色。花期 4—6 月，果期 8—9 月。
性味功效	涩，凉。清热，凉血，止血，祛风除湿，接骨。
常用配方	①治小儿腹泻、痢疾致脱肛：大乌泡根 15 g，水煎，兑酒服。②治妇女倒经：大乌泡根、倒触伞根各 30 g，茅草根、忍冬藤各 15 g，水煎，兑红糖服。③治咳嗽、四肢无力：鲜大乌泡 60 g，鲜苦刺头 30 g，葵花秆 15 g，水煎服。

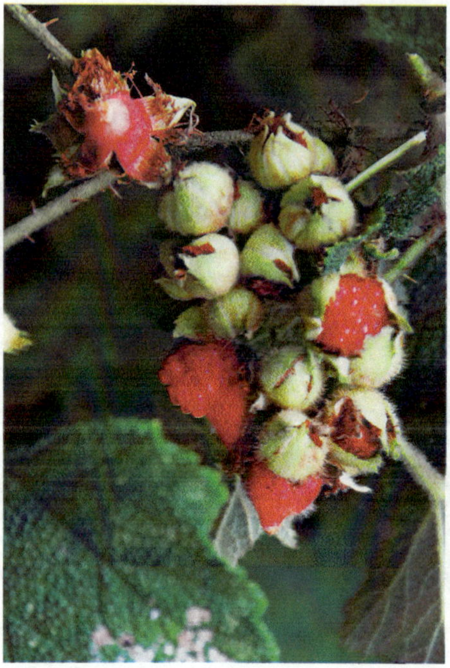

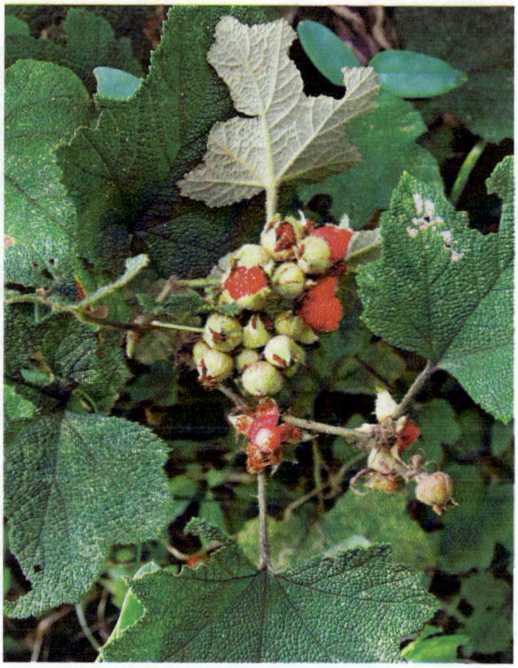

大叶仙茅

来源及药用部位	仙茅科植物大叶仙茅 *Curculigo capitulata* (Lour.) O. Kuntze. 的根茎。
形态特征	多年生草本，高达 1 m。根茎粗厚，块状。叶基生，通常 4 ~ 7 枚；具叶柄；叶片长圆状披针形，纸质，全缘，先端长渐尖。花葶从叶腋发出，密被褐色长柔毛；总状花序球形或近卵形；花黄色；子房长圆形或近球形。浆果近球形，白色。种子黑亮。花期 5—6 月，果期 8—9 月。
性味功效	辛、苦，温。补肾壮阳，祛风除湿，活血调经。
常用配方	①治肾虚阳痿、遗精：大叶仙茅、覆盆子、莲子各 15 g，金樱子、芡实各 12 g，水煎服。②治肺虚久咳：大叶仙茅、鹿衔草各 15 g，肺经草、桑白皮各 9 g，水煎服。③治慢性腰痛、四肢无力：大叶仙茅 18 g，杜仲 15 g，菟丝子、石斛各 12 g，水煎服。

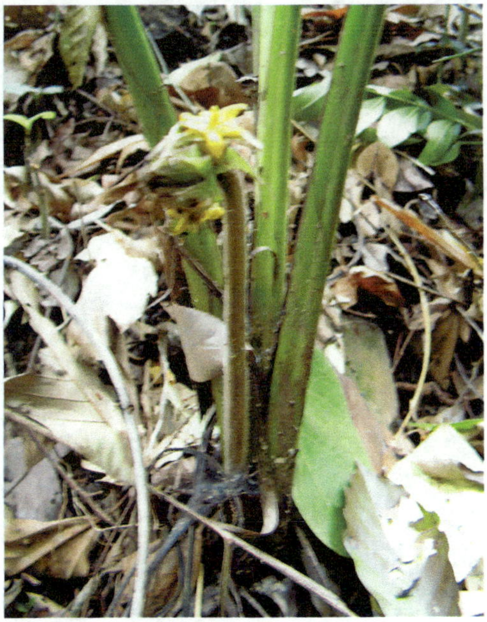

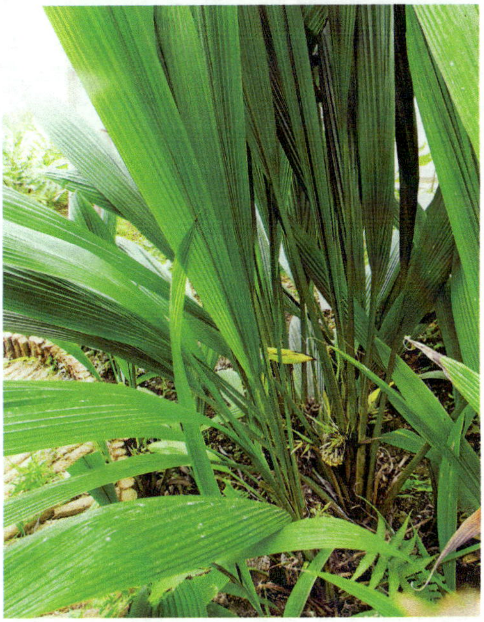

大叶白头翁

来源及药用部位	菊科植物粘毛香青 *Anaphalis bulleyana* (J. F. Jaffr.) Chang 的全草。
形态特征	一年生或二年生草本，高 30～80 cm，全株被白色蛛丝状绵毛及锈褐色黏质带柄而多节的腺毛。根垂直，粗壮。茎直立，有沟，通常分枝。莲座状叶倒卵圆形，下部渐狭成翅状叶柄；中部和上部叶倒披针形，沿茎下延成楔形宽翅，先端尖，边缘平，两面有腺毛。头状花序多数，在茎端或枝端密集成复伞房状；总苞片 4～5 层，直立；外围雌花，中央 4～5 朵或达 30 朵雄花。瘦果长圆形。花期 8—9 月，果期 9—10 月。
性味功效	辛、苦，凉。清热利湿，止咳。
常用配方	治小儿疳积：大叶白头翁 3 g，红糖适量，水煎服。

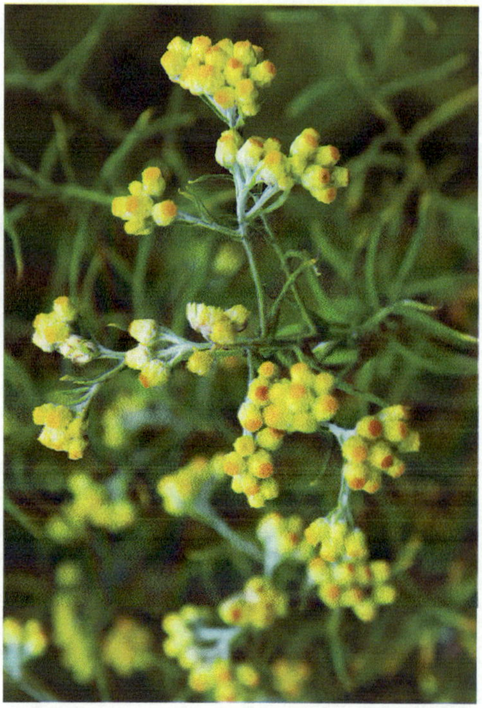

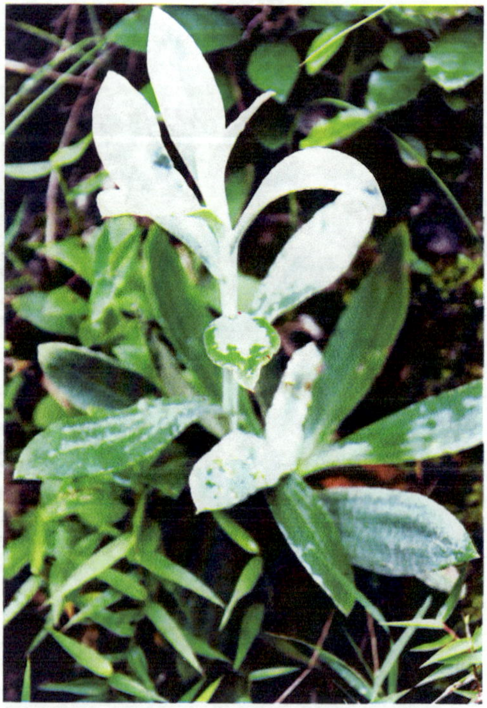

大叶花椒

来源及药用部位	芸香科植物蚬壳花椒 *Zanthoxylum dissitum* Hemsl. 的果实。
形态特征	木质藤本，幼时灌木。根皮黄色，粗糙。茎、枝有刺。奇数羽状复叶，互生；有短叶柄；叶片近革质，窄矩圆形或卵状矩圆形，先端渐尖，基部渐窄，两侧不等，全缘或微波状；叶背脉上有钩刺。聚伞状圆锥花序腋生；花单性，雄花大而密集。蓇果老枝上簇生，成熟时 2 瓣裂。种子黑色，光亮。花期 4—5 月，果期 9—10 月。
性味功效	辛，温；有毒。活血散瘀，理气止痛。
常用配方	①治劳伤咳嗽：大叶花椒 30 g，青鱼胆根、兔耳风根各 15 g，泡酒服。②治劳伤吐血：大叶花椒、大苋菜、大鹅儿肠各 15 g，泡酒服。

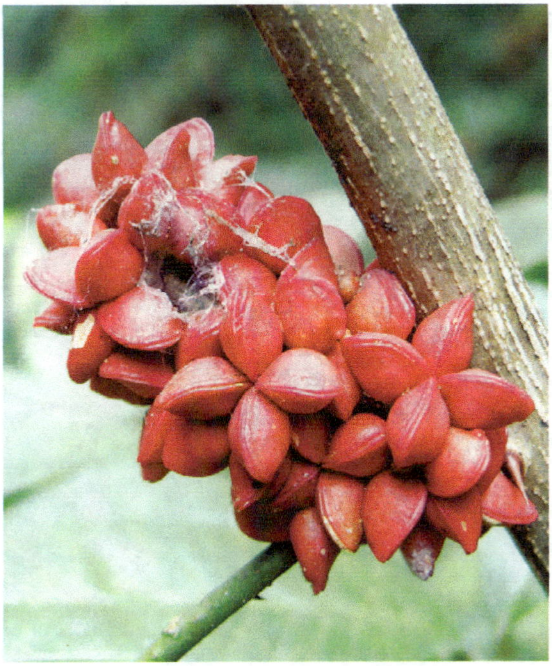

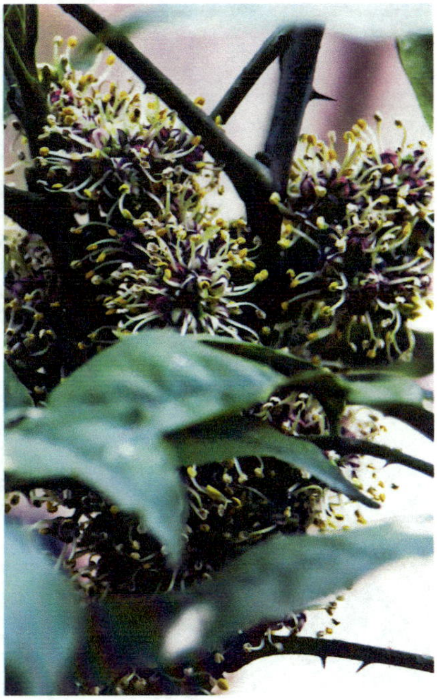

大叶黄杨（调经草）

来源及药用部位	卫矛科植物冬青卫矛 *Euonymus japonicus* Thunb. 的根和叶。
形态特征	常绿灌木或小乔木，高 3 ~ 8 m。小枝近四棱形。单叶对生；叶片厚革质，表面有光泽，倒卵形或狭椭圆形，先端尖或钝，基部楔形，边缘有细锯齿；叶柄长约 1 cm。花绿白色，5 ~ 12 朵排列成密集的聚伞花序，腋生。蒴果近扁球形，果梗四棱形。种子棕色，假种皮橙红色。花期 6—7 月，果期 9—10 月。
性味功效	辛，微温。祛风湿，强筋骨，活血调经。
常用配方	①治风湿痹痛：大叶黄杨 30 g，水煎服。②治跌打损伤、骨折：大叶黄杨适量，泡酒服。③治月经不调：大叶黄杨 30 g，炖肉吃。

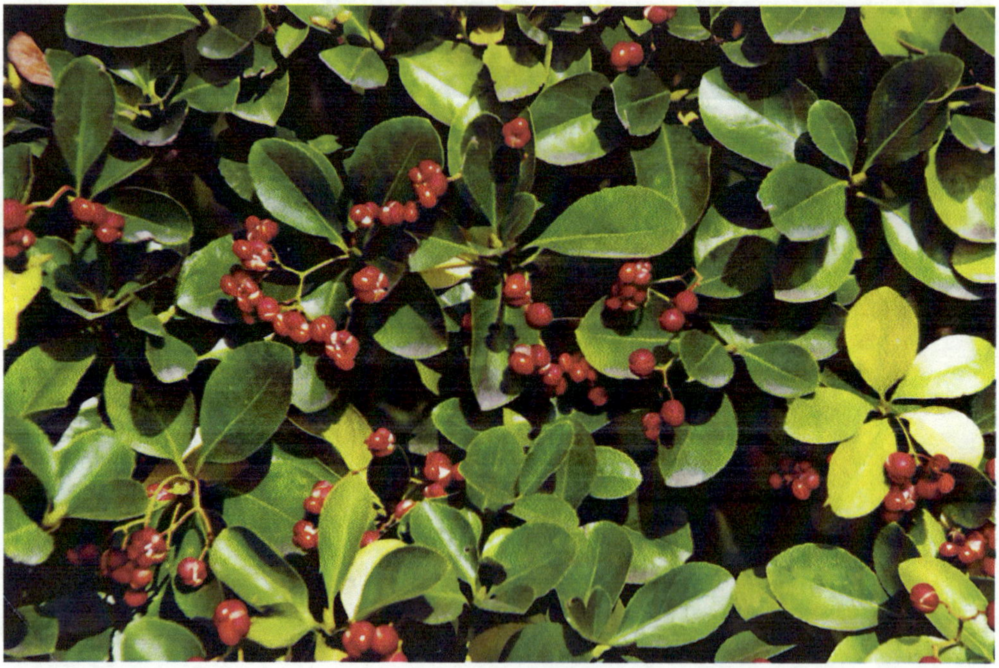

大叶紫珠

来源及药用部位	马鞭草科植物大叶紫珠 *Callicarpa macrophylla* Vahl 的叶。
形态特征	灌木至小乔木，高 3 ~ 5 m。小枝近方形，被灰白色绒毛。单叶对生；叶柄粗壮；叶片长椭圆形、椭圆状披针形或卵状椭圆形，先端渐尖，基部钝圆或宽楔形，边缘有细锯齿；侧脉 8 ~ 14 对，表面有短毛。聚伞花序腋生；花萼杯状；花冠紫色；子房被微毛。果实球形，熟时紫红色。花期 4—7 月，果期 7—12 月。
性味功效	苦，平。收敛止血，散瘀消肿。
常用配方	①治消化道出血：大叶紫珠、反背红各 20 g，水煎服。②治崩漏：大叶紫珠、泥胡菜各 20 g，水煎服。③治风湿痹痛：大叶紫珠、大风藤、黑骨藤各 15 g，水煎服。

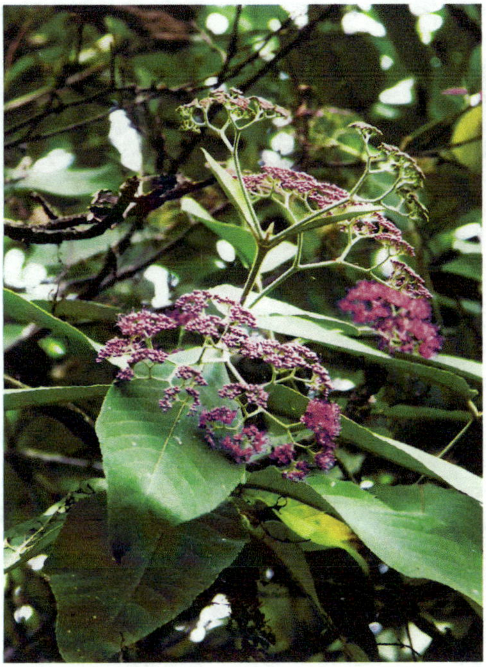

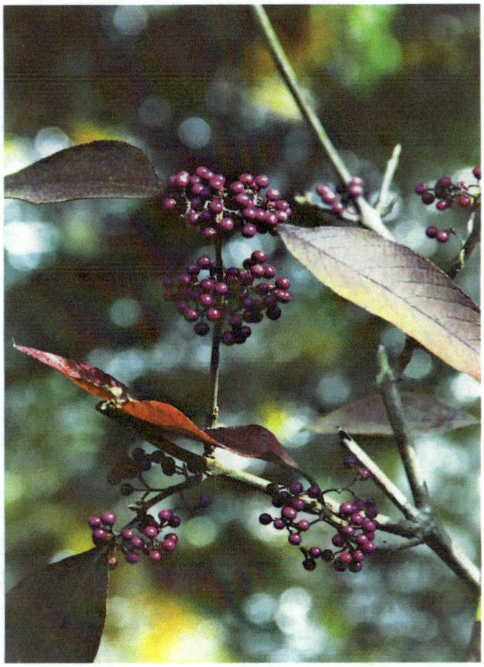

大叶酸藤子

来源及药用部位	紫金牛科植物大叶酸藤子 *Embelia subcoriacea* (C. B. Clarke) Mez 的果实。
形态特征	攀缘灌木。枝条粗壮，多少具疣或皮孔。叶片革质，倒卵形或倒卵状椭圆形，顶端急尖，基部楔形，全缘，两面无毛。总状花序着生于次年无叶小枝叶痕上，幼时被微柔毛，基部具一丛覆瓦状排列的苞片，总梗和花梗粗壮；小苞片狭披针形或倒戟形；花萼仅基部联合，萼片卵形至三角形，顶端急尖、具缘毛；花瓣分离，长圆状卵形，外面无毛，里面密被微柔毛，具细缘毛，多少有腺点；雄蕊在雄花中超出花瓣，花丝细长，花药背部具腺点；雌蕊退化。果扁球形。花期 4—5 月，果期 9—12 月。
性味功效	甘、酸，平。驱虫。
常用配方	治蛔虫病：大叶酸藤子、苦楝皮各 6 ~ 9 g，水煎服。

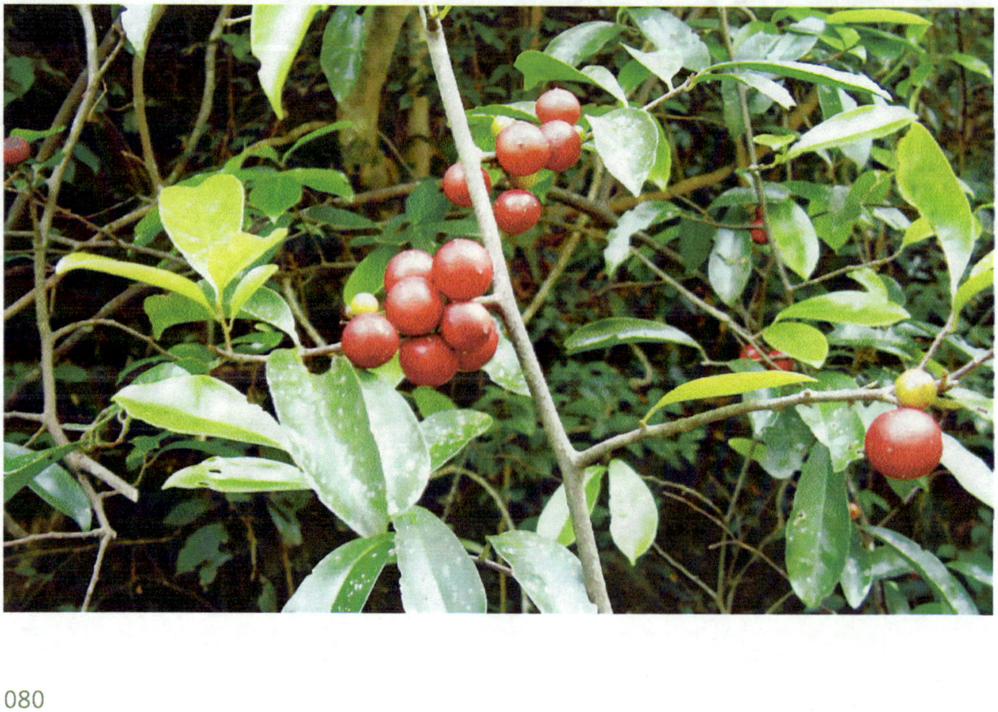

大叶醉鱼草（酒药花）

来源及药用部位	醉鱼草科植物大叶醉鱼草 *Buddleja davidii* Franch. 的枝叶、根皮。
形态特征	灌木，高 1 ~ 3 m。枝长而扩展，幼枝具 4 条棱，密被白色短柔毛。叶对生；具短叶柄；叶片卵状披针形至披针形，先端长渐尖，基部楔形，边缘具稀疏锯齿，上面绿色，下面密被白色绒毛。总状圆锥花序顶生；花萼钟状，裂片披针形；花冠紫色，细而直，管状，裂片边缘反卷；雄蕊 4 枚；子房 2 室，无毛。蒴果狭椭圆形，先端尖。种子多数。花期 5—8 月，果期 6—10 月。
性味功效	辛、苦，温；有毒。祛风散寒，活血止痛，解毒杀虫。
常用配方	①治感冒咳嗽：大叶醉鱼草 9 g，款冬花、枇杷叶各 6 g，水煎服。②治脚癣：大叶醉鱼草适量，研末，加白矾少许，搽患处。

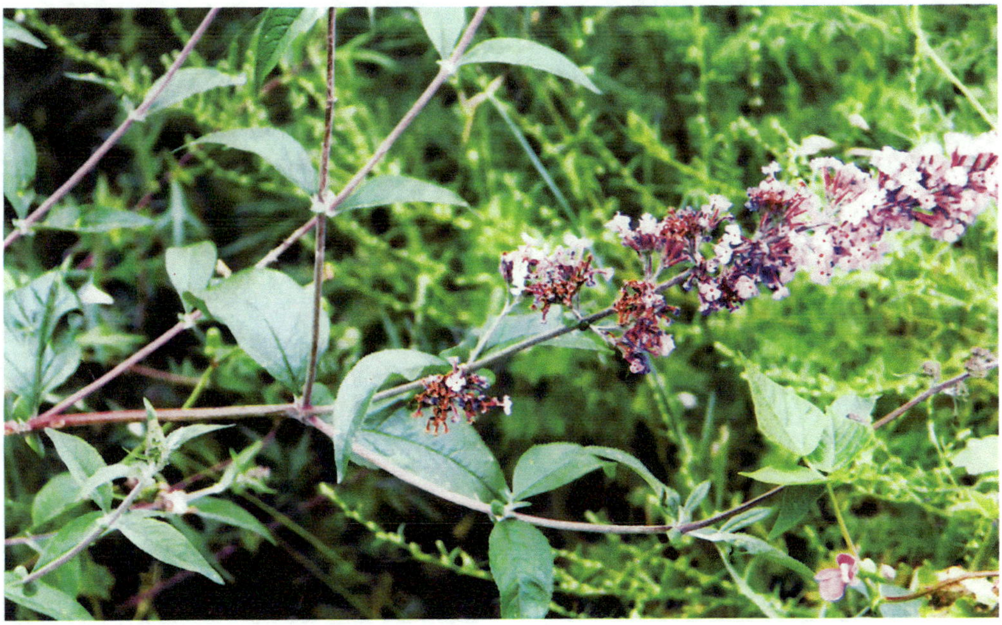

大田基黄（红根草、星宿草）

来源及药用部位	报春花科植物星宿菜 *Lysimachia fortunei* Maxim. 的全草。
形态特征	多年生草本，高 30～70 cm。根茎上长出匍匐枝。茎直立，有黑色腺点，基部紫红色。叶互生；叶片长椭圆形或阔披针形，先端渐尖，基部渐狭，两面均有黑色腺点，全缘。总状花序顶生；花萼 5 裂；花冠白色，裂片 5 枚；雄蕊 5 枚；子房上位。蒴果球形。花期 6—8 月，果期 8—11 月。
性味功效	苦、涩，平。清热利湿，活血散瘀。
常用配方	①治闭经：大田基黄根 20~40 g，红糖 30 g，酒、水各半煎服。②治跌打损伤、腰痛：鲜大田基黄 90～150 g，捣烂，敷伤处。③治感冒周身酸痛：大田基黄、马兰各 30～50 g，红糖 20 g，生姜 3 片，水煎，饭后服。④治湿热痢疾：大田基黄 30 g，鱼腥草、凤尾草各 20 g，水煎服。

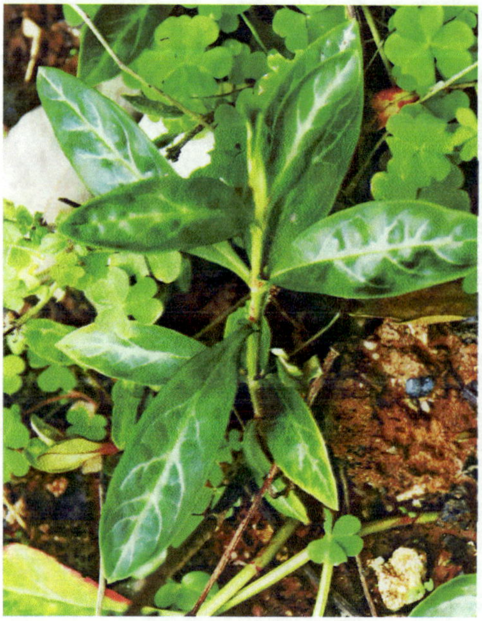

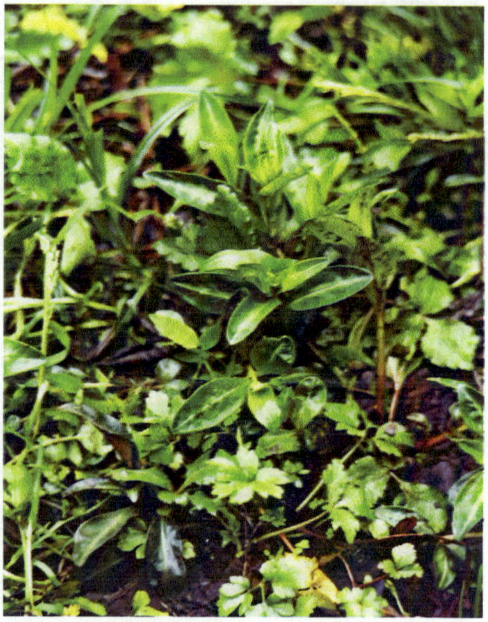

大百合

来源及药用部位	百合科植物大百合 *Cardiocrinum giganteum* (Wall.) Makino 的鳞茎。
形态特征	多年生高大草本。鳞片少数，宽卵形，排列疏松。地上茎高大，直立不分枝，圆柱形，中空。基生叶莲座丛状，具长叶柄，宽卵形。花茎高大，挺直，顶端有一多花总状花序；花大，有香气，喇叭形，白色，外面有淡绿色条纹，里面有淡红紫色条纹。蒴果近球形，果梗粗壮。种子极多，有薄膜质翅。花期 6—7 月，果期 9—10 月。
性味功效	苦、微甘，寒。润肺止咳，凉血消肿。
常用配方	①治鼻渊：大百合适量，捣烂取汁，涂鼻孔，再取药渣敷鼻上。②治虚弱咳嗽：大百合、吉祥草、蜂蜜各 20 g，水煎服。③治感冒：大百合、芫荽各 20 g，水煎服。④治耳内流水：大百合、天葵子根各适量，捣烂取汁，滴耳内。

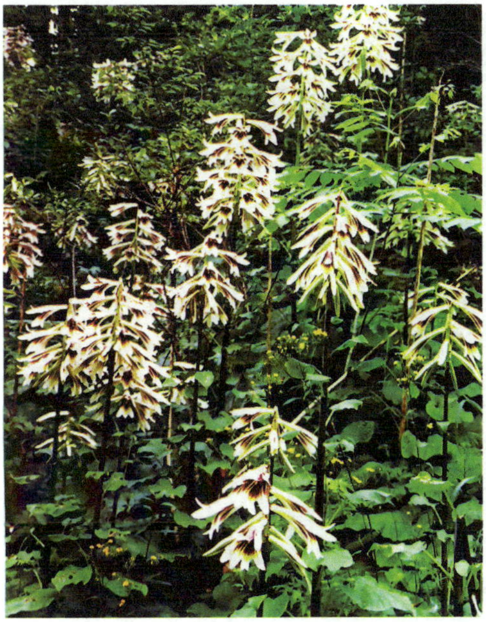

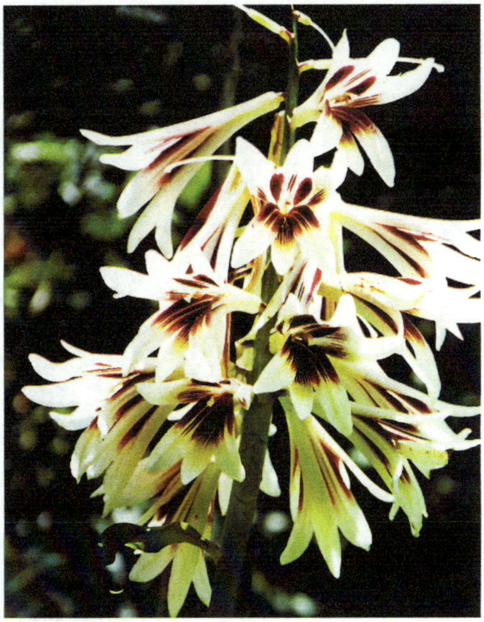

大百解薯

来源及药用部位	马兜铃科植物广西马兜铃 *Aristolochia kwangsiensis* Chun et How 的块根。
形态特征	木质大藤本。块根椭圆形或纺锤形，常数个相连。嫩枝有棱，密被污黄色或淡棕色长硬毛。叶柄密被长硬毛；叶片厚纸质或革质，卵状心形或圆形，先端钝或短尖，基部宽心形，全缘；基出脉 5 条，网脉下面明显。总状花序腋生，有花 2～3 朵；花梗常向下弯曲，密被污黄色或淡棕色长硬毛；小苞片钻形；花被管中部急剧弯曲，边缘浅 3 裂；花药成对贴生于合蕊柱近基部；子房圆柱状，具 6 条棱。蒴果暗黄色，长圆柱形，有 6 条棱，熟时先端向下 6 瓣开裂。花期 4—5 月，果期 8—9 月。
性味功效	苦，寒；有毒。理气止痛，清热解毒，止血。
常用配方	①治痈疮肿毒：鲜大百解薯适量，捣烂，敷患处。②治刀伤出血：大百解薯适量，研末，撒敷患处。

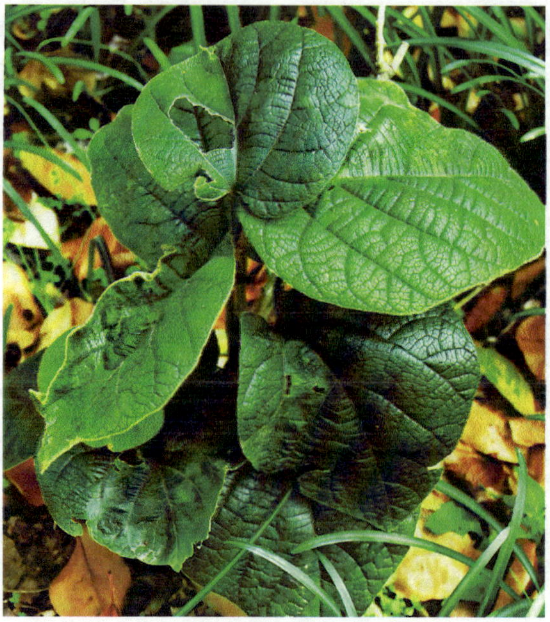

大血藤（红藤、五花血藤）

来源及药用部位	木通科植物大血藤 *Sargentodoxa cuneata* (Oliv.) Rehd. et Wils. 的藤茎。
形态特征	落叶藤本，长达 10 m。茎褐色，有条纹。三出复叶，互生；中央小叶菱状卵形，有短叶柄，先端尖，基部楔形；两侧小叶较中央小叶大，斜卵形，先端尖，基部不对称。总状花序腋生；花单性，雌雄异株；雄花黄色，萼片 6 枚；雌花与雄花同序或异序，有退化雌蕊。浆果卵形。种子黑色。花期 4—5 月，果期 6—9 月。
性味功效	苦，平。祛风除湿，舒筋活血。
常用配方	①治风湿痹痛：大血藤、千斤拔、五加皮各 50 g，水煎，兑酒服。②治跌打损伤：大血藤、铁筷子、黑骨藤各 30 g，泡酒服。③治闭经腹痛：大血藤、元宝草各 10 g，水煎服。④治蛔虫病：大血藤 30 ~ 50 g，水煎服。⑤治外伤出血：大血藤适量，研末，敷患处。

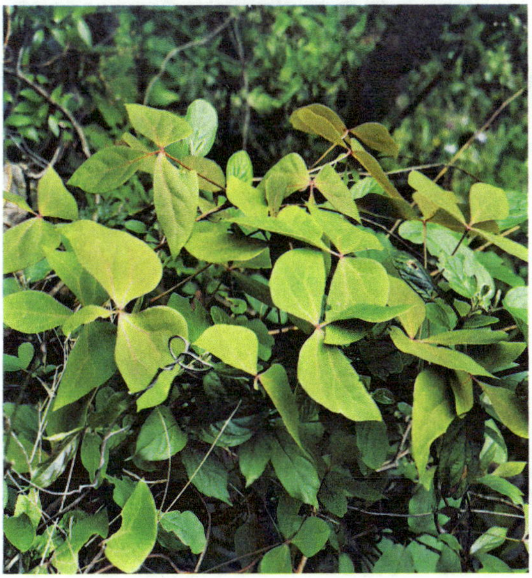

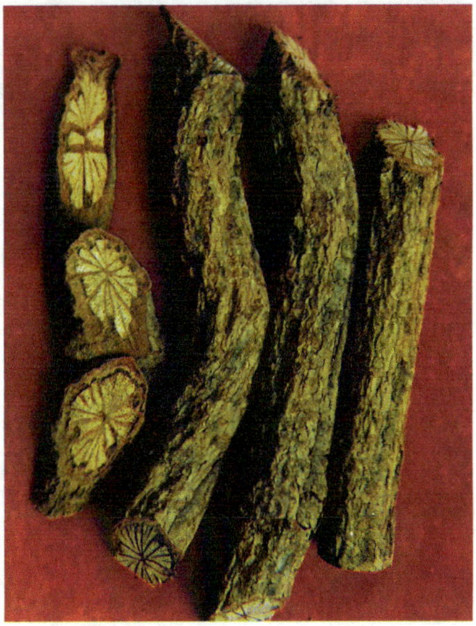

大红青菜（山青菜）

来源及药用部位	菊科植物菊叶状千里光 *Senecio chrysanthemoides* DC. 的全草。
形态特征	一年生或二年生草本，高 50～100 cm。茎自基部抽出一至数支。基部叶丛生，倒披针形，羽状分裂，顶端裂片大，叶背紫红色；茎生叶互生，通常 1～2 枚，叶片狭长，羽状深裂。头状花序小而多数，排列成聚伞状圆锥花丛；总苞片 2 层；花冠黄色；边缘为舌状花，中央为管状花。瘦果近圆柱形，冠毛白色。花期 6—8 月。
性味功效	苦，寒。清热凉血，利水消肿。
常用配方	①治体虚自汗：大红青菜 10～15 g，水煎服。②治尿血：大红青菜、凤尾竹、小蓟各 10～15 g，水煎服。③治乳痈肿胀疼痛：鲜大红青菜、鲜紫花地丁各适量，捣烂，敷患处。④治疮痈湿疹：大红青菜根适量，捣烂，加醋少许搽患处。

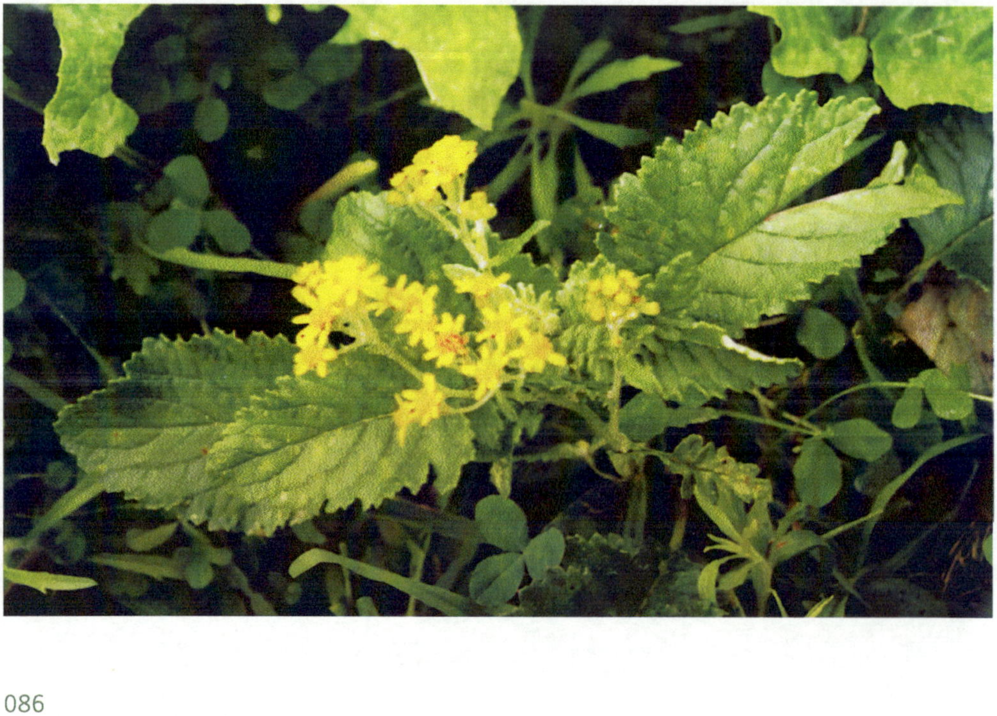

大　麦

来源及药用部位	禾本科植物大麦 *Hordeum vulgare* L. 的颖果或萌发的幼芽（麦芽）。
形态特征	一年生草本，高 60 ~ 100 cm。秆直立，光滑无毛。叶鞘无毛，有时基生叶叶鞘疏生柔毛；叶片扁平，长披针形，上面粗糙，下面较光滑。穗状花序分为若干节，每节着生 3 枚完全发育的小穗；每个小穗有花 2 朵；颖均为线形或线状披针形。颖果腹有沟。花期 3—4 月，果期 4—5 月。
性味功效	甘，凉。健脾和胃，宽肠利水。
常用配方	①治食饱烦胀：大麦粉炒香，水煎，每次服 6 g。②治小便涩痛：大麦 90 g，水煎，加适量生姜汁、蜂蜜，饭前服。③治灼伤：大麦适量炒黑，研末，油调搽患处。④治妇女回乳胀痛：麦芽 60 g，水煎服。

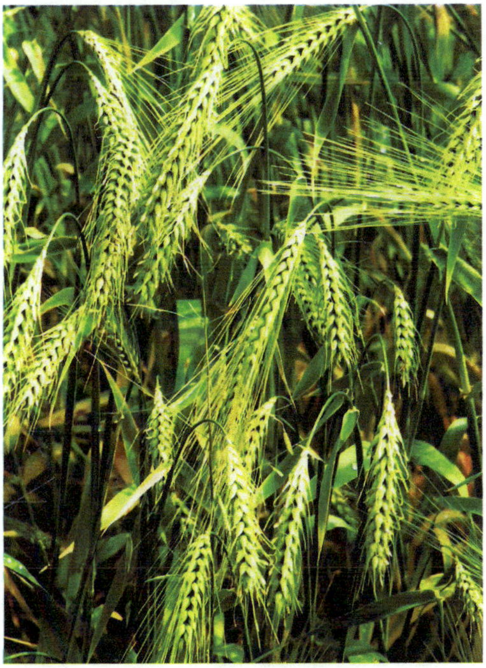

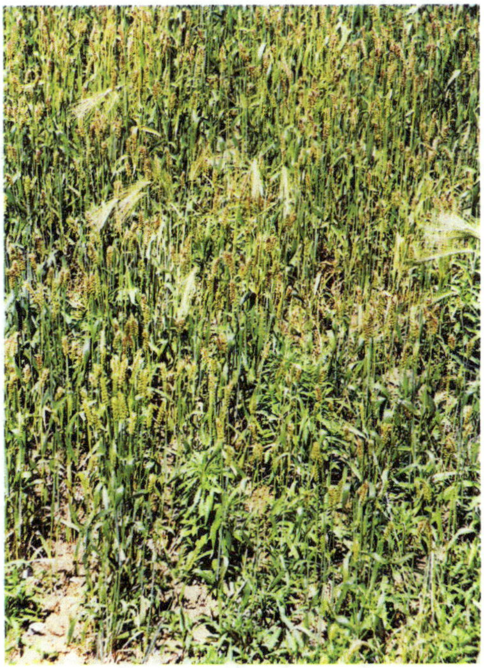

大丽菊（大理菊）

来源及药用部位	菊科植物大丽花 *Dahlia pinnata* Cav. 的块根。
形态特征	一年生至多年生草本，高达 1.5 m。茎直立，光滑，多分枝。叶对生；叶柄基部扩展，几近相连；叶片二回羽状分裂，上部叶一回羽状分裂，裂片卵圆形，边缘具钝锯齿，上面绿色，下面灰绿色。头状花序水平开展或稍下垂；总苞片 2 层，绿色；舌状花 8 枚，红色、紫红色、粉红色、黄色、白色或杂色，中性或雌性；管状花黄色，两性，可育。瘦果长圆形。花期 6—12 月。
性味功效	辛、甘，平。清热解毒，散瘀止痛。
常用配方	①治月经不调、痛经：大丽菊、马蹄当归各 15 g，水煎服。②治崩漏：大丽菊 10 g，鸡血莲 20 g，水煎服。③治疮肿痈毒：大丽菊适量，捣烂，敷患处。

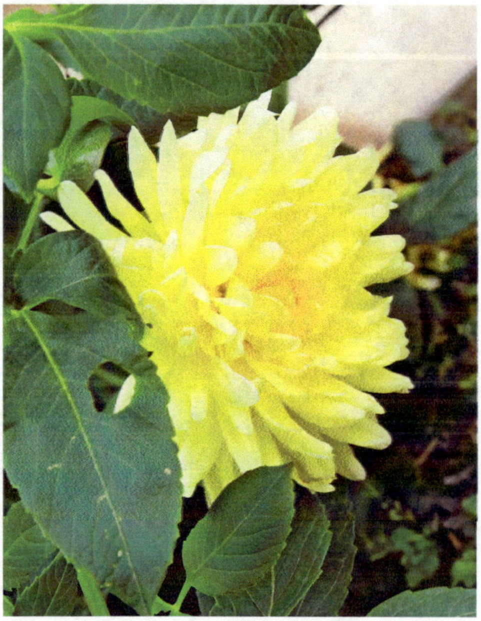

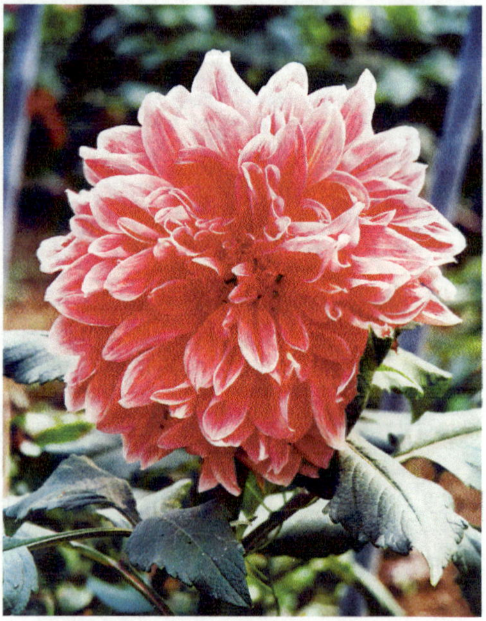

大驳骨（大接骨）

来源及药用部位	爵床科植物鸭嘴花 *Adhatoda vasica* Nees 的全株。
形态特征	大灌木，高 1 ~ 3 m。枝圆柱形，幼枝密生灰白色柔毛，搓揉后有特殊香气。叶对生；叶片纸质，卵形、椭圆状卵形至披针形，先端渐尖，基部阔楔形，全缘，上面近无毛，下面被柔毛；侧脉每边约 12 条。穗状花序长 5 ~ 10 cm；花冠白色而有紫色条纹，被柔毛；花萼裂片 5 枚，长圆状披针形；雄蕊 2 枚，花药 2 室。蒴果近木质，上部具种子 4 粒，下部实心似短柄状。
性味功效	辛、苦，平。活血止痛，接骨续伤，止血。
常用配方	①治外伤红肿疼痛：大驳骨适量，捶烂，用酒炒热，敷伤处。 ②治风湿痹痛：大驳骨 120 g，大风艾 120 g，鹰不扑 120 g，过山香 90 g，水菖蒲 90 g，水煎取液，浸洗患处。

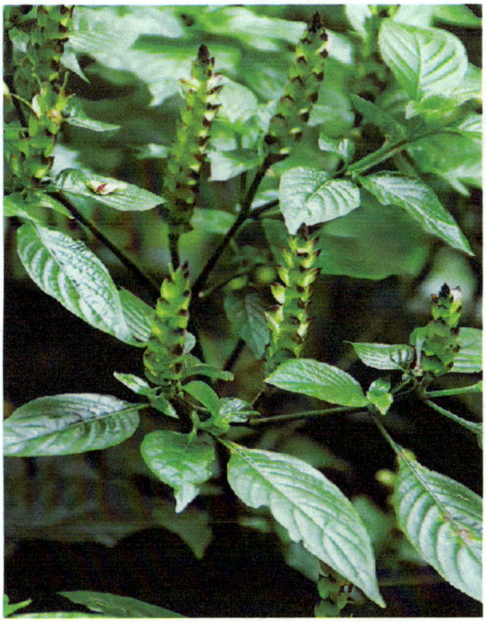

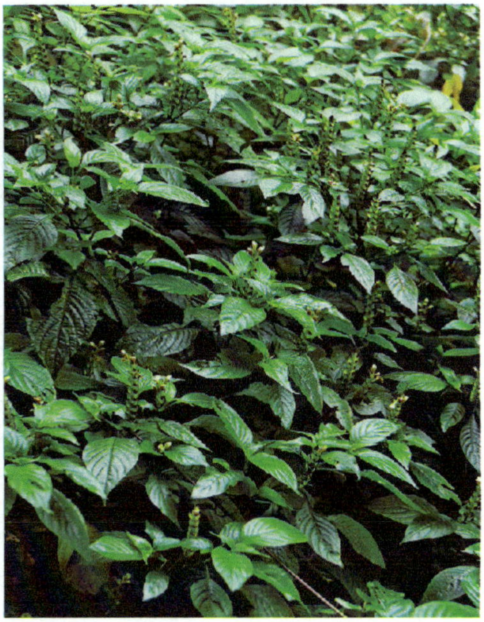

大青（大叶青）

来源及药用部位	马鞭草科植物大青 *Clerodendrum cyrtophyllum* Turcz. 的茎、叶。
形态特征	灌木或小乔木，高 1 ~ 10 m。幼枝黄褐色，被短绒毛。单叶对生；叶片纸质，长圆状披针形或长圆形，先端渐尖或急尖，基部近圆形或宽楔形，全缘，两面无毛或沿叶脉疏生短柔毛，背面有腺点。伞房状聚伞花序顶生或腋生；萼杯状，先端 5 裂；花冠白色，先端 5 裂；雄蕊 4 枚。果近球形或倒卵形，绿色，熟时蓝紫色。花期、果期 6 月至翌年 2 月。
性味功效	苦，寒。清热解毒，凉血止血。
常用配方	①治感冒发热：大青 15 ~ 30 g，海金沙根各 9 g，水煎服。②治大头瘟：鲜大青适量，捣烂，敷患处；并取鲜大青 30 g，水煎服。③治小儿口疮：大青 6 g，黄连 3 g，水煎服。④治血淋、尿血：鲜大青 30 ~ 60 g，生地黄 15 g，水煎，加冰糖适量服。⑤治疔疖、痱子：鲜大青适量，水煎取汁，加薄荷油适量，浸洗患处。

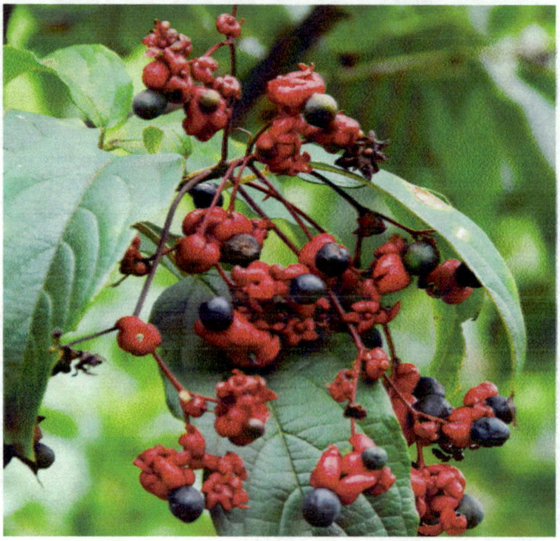

大青叶

来源及药用部位	十字花科植物菘蓝 *Isatis indigotica* Fort. 的叶。
形态特征	二年生草本。茎直立，上部多分枝。叶互生；基生叶具叶柄，叶片长圆状椭圆形、全缘或波状；茎生叶长圆形或长圆状披针形，先端钝或尖，基部垂耳圆形，抱茎，全缘。复总状花序顶生；花黄色；萼片 4 枚；花瓣 4 枚，倒卵形；雄蕊 6 枚；子房上位，1 室。长角果矩圆形，扁平，边缘翅状。花期 4—5 月，果期 6 月。
性味功效	苦，寒。清热解毒，凉血消斑。
常用配方	①治流行性感冒：大青叶、板蓝根各 30 g，薄荷 6 g，水煎代茶饮。②治痄腮、咽痛、口舌生疮：鲜大青叶适量，捣汁服。③治热毒痢疾：大青叶 30 g，水煎服。

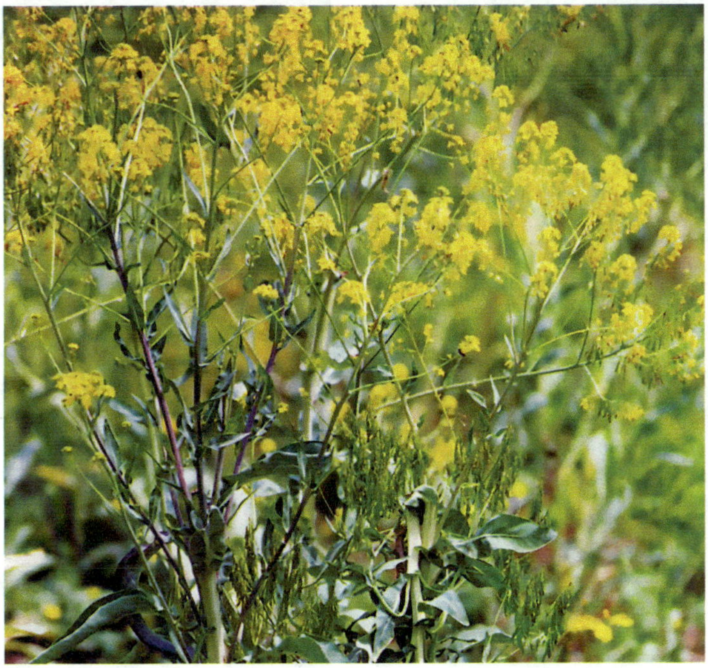

大青根

来源及药用部位	马鞭草科植物大青 *Clerodendrum cyrtophyllum* Turcz. 的根。
形态特征	见“大青”。
性味功效	苦，寒。清热，凉血，解毒。
常用配方	①治感冒发热：鲜大青根 30 g，连翘、板蓝根各 9 g，甘草 3 g，水煎服；或大青根 60 g，水煎服。②治高热头痛：大青根 15 ~ 30 g，生石膏 45 ~ 60 g，水煎服。③治热痢：大青根 15 ~ 25 g，水煎服。④治偏头痛：大青根、臭牡丹根各 30 g，鸡蛋 2 个，水煎，吃蛋喝汤。

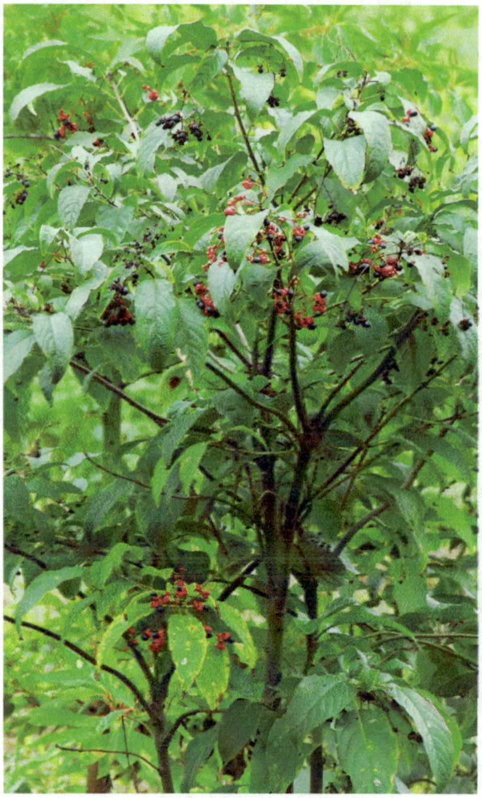
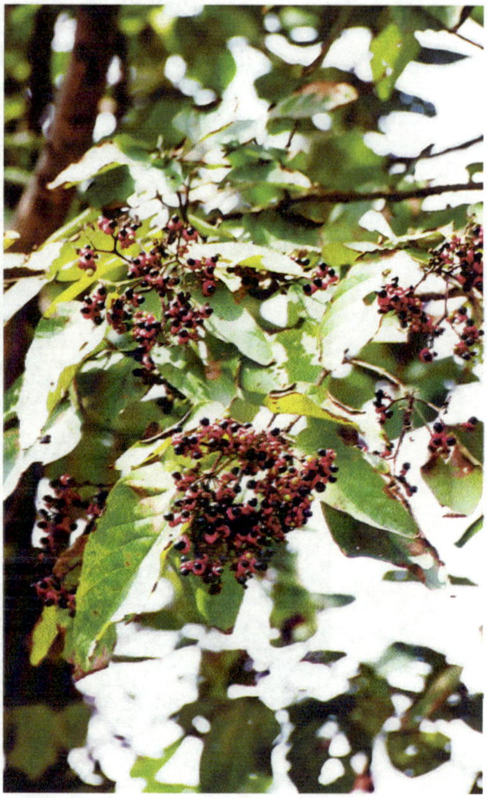

大 枣

来源及药用部位	鼠李科植物枣 *Ziziphus jujuba* Mill. 的新鲜或干燥果实。
形态特征	灌木或乔木，高达 10 m。长枝无毛，幼时纤细，呈“之”形弯曲，紫红色或灰褐色，具 2 个托叶刺；短枝长圆状；当年生小枝绿色。单叶互生；叶片纸质，卵圆形至卵状披针形，先端钝圆或圆形，基部偏斜近圆形，边缘有细锯齿，上面深绿色，下面浅绿色；基出脉 3 条。聚伞花序腋生；花小，黄绿色；花萼 5 枚；花瓣 5 枚；雄蕊 5 枚；子房 2 室。核果长圆形或长矩圆形，熟时深红色，中果皮肉厚、味甜，核两端锐尖。花期 5—7 月，果期 8—10 月。
性味功效	甘，温。补脾胃，益气血，安心神，调营卫，和药性。
常用配方	①治体弱多汗：大枣 10 枚，乌梅 9 g，桑叶 12 g，浮小麦 15 g，水煎服。②治血虚眩晕、失眠：大枣 10 枚，百合 15 g，糯米 30 ~ 50 g，煮粥食用。③治血虚：大枣 15 g，生地黄 20 g，阿胶 5 ~ 8 g，水煎服。

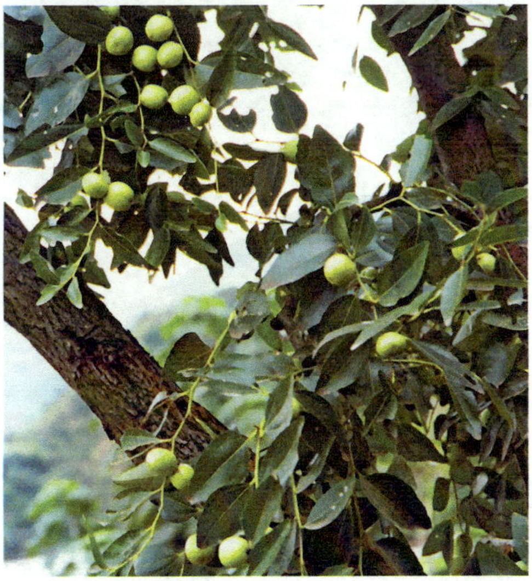

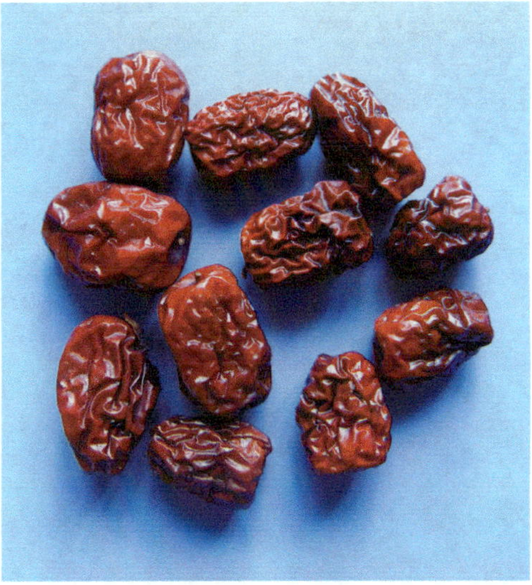

大果木姜子（大果樟、米槁）

来源及药用部位	樟科植物米槁 *Cinnamomum migao* H. W. Li. 的果实。
形态特征	常绿乔木。叶互生；叶片卵圆形至卵圆状长圆形，先端急尖或渐尖，基部楔形，革质；叶柄粗壮，无毛。伞形花序腋生，单生或2～4个丛生，丛生者具短梗；苞片6枚，覆瓦状排列，圆形，内凹，外面密被浅黄色绢状短柔毛；每个伞形花序有花5朵。雄花花梗长约4 mm，被白色柔毛；花被片6枚，披针形，外面脊部疏生柔毛；能育雄蕊9枚，花丝有柔毛。果实长圆形，熟时黑色。花期6月，果期11—12月。
性味功效	辛，温。散寒祛湿、行气止痛。
常用配方	①治胃寒腹痛、食滞、腹胀：大果木姜子9～15 g，水煎服。②治风湿痹痛：大果木姜子、大叶川芎、防风草各12 g，水煎服。

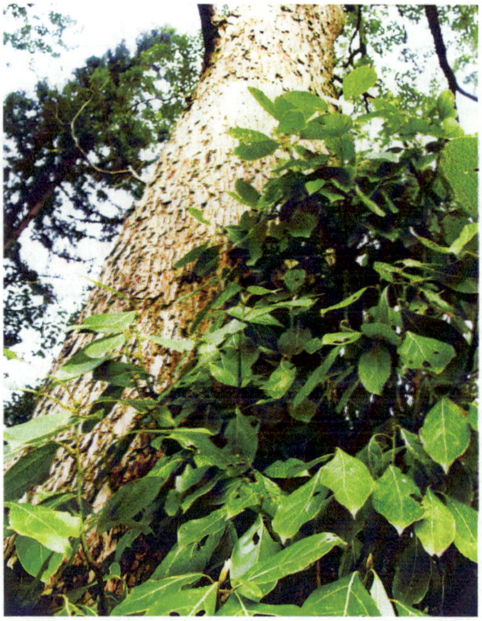

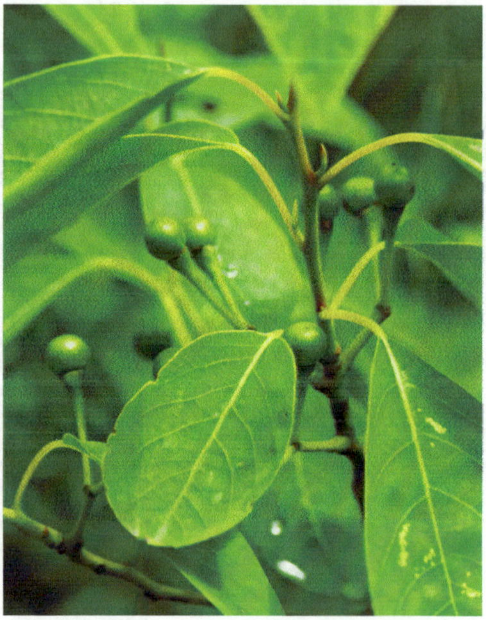

大果油麻藤

来源及药用部位	豆科植物大果油麻藤 *Mucuna macrocarpa* Wall. 的藤茎。
形态特征	常绿木质大藤本。三出羽状复叶；顶生小叶卵状椭圆形；侧生小叶斜卵形，全缘。总状花序，常生于老干上，通常下垂；花大，蝶形，深紫色；旗瓣长度通常只及龙骨瓣的 1/2。荚果条形。花期 4—5 月，果期 6—7 月。
性味功效	苦、涩，凉。补血活血，通经活络。
常用配方	①治月经不调：大果油麻藤 15 g，泡酒服。②治风湿痹痛：大果油麻藤 15 g，猫咪花 20 g，水煎服。

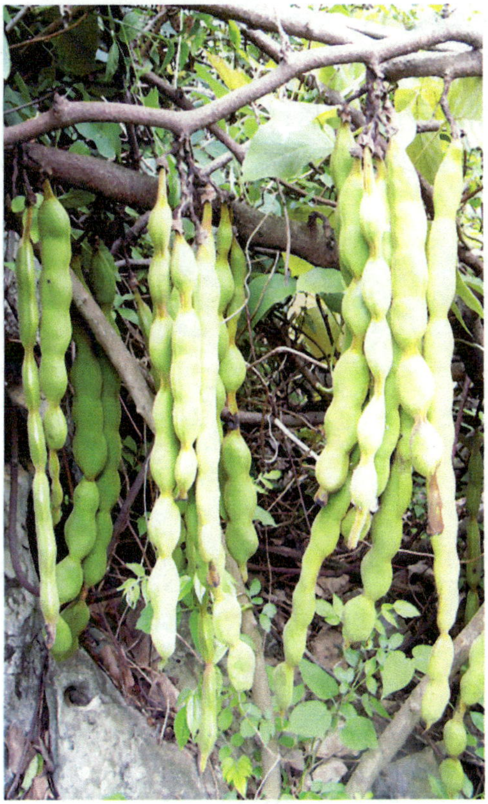

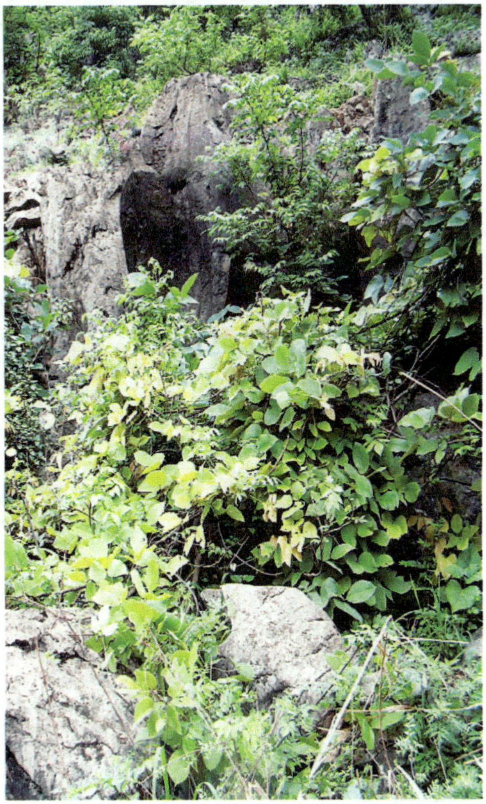

大金香炉

来源及药用部位	野牡丹科植物展毛野牡丹 *Melastoma normale* D. Don 的根或叶。
形态特征	灌木，高达 3 m。茎钝四棱形或近圆柱形，分枝多，地上部分密被平展白色长粗毛。叶对生；叶片坚纸质，椭圆形、卵形或椭圆状披针形，先端渐尖，基部圆形至近心形，全缘；基出脉 5 条。伞房花序生于枝梢，具花 3 ~ 10 朵；基部叶状苞片 2 枚；萼管边缘流苏状；花瓣 5 枚，紫红色；雄蕊 5 长 5 短；子房半下位。浆果坛状球形，先端平截。花期春至夏初，果期秋季。
性味功效	苦、涩，凉。行气利湿，化瘀止血，解毒。
常用配方	①治消化不良、泄泻、痢疾：大金香炉 15 ~ 30 g，水煎服。②治湿热腹痛吐泻：大金香炉 15，青藤香、红寒药各 9 g，水煎服。③治阴虚盗汗：大金香炉 12 g，浮小麦、岩白菜各 15 g，水煎服。④治湿热淋证小便涩痛：大金香炉、白背叶各 15 g，金樱子根 30 g，海金沙、马蹄草各 9 g，水煎服。

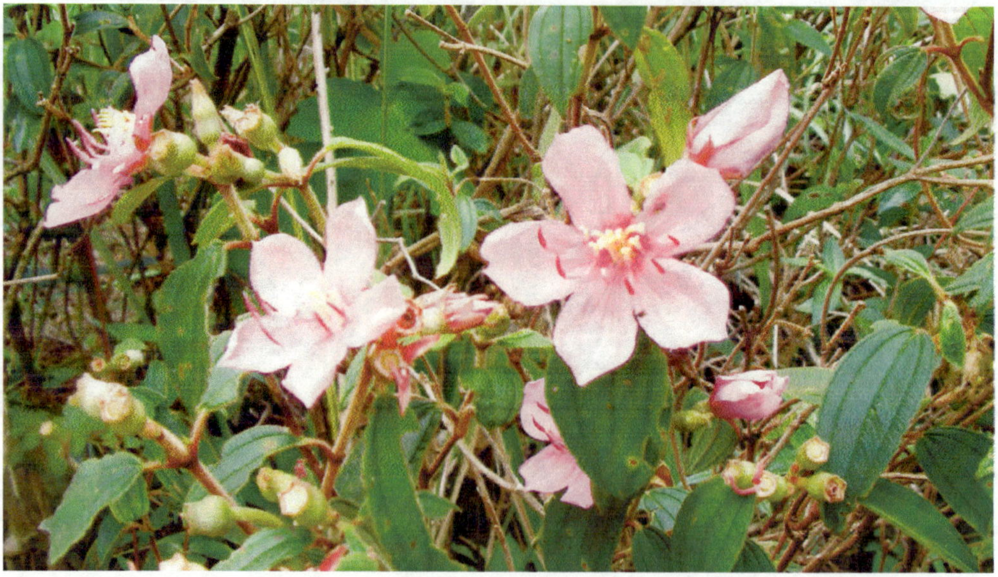

大夜关门根

来源及药用部位	豆科植物显脉羊蹄甲 *Bauhinia pernervosa* L. Chen 的根。
形态特征	藤本。小枝近无毛。单叶互生；叶柄被硬毛；叶片革质，近圆形，顶端 2 浅裂至叶片 1/7 ~ 1/5 处，先端圆形，基部心形；叶脉 9 ~ 11 条。伞房花序顶生；花梗被红棕色柔毛；花瓣白色带红，匙形或近圆形，边缘皱波状；能育雄蕊 3 枚，不育雄蕊 7 枚；子房有短柄。荚果扁。种子 30 余粒。花期 6—7 月，果期 9 月。
性味功效	辛、酸、微苦，温。镇咳，止血，补肾摄精。
常用配方	①治崩漏：大夜关门根 30 g，甜酒水煎服。②治咳嗽：大夜关门根 15 g，水煎服。③治遗精、滑精：大夜关门根、阳雀花根各 15 g，水煎服或炖肉吃。

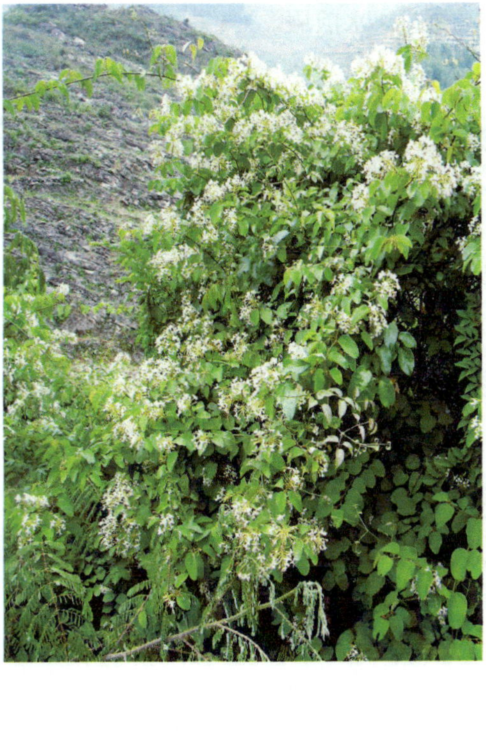

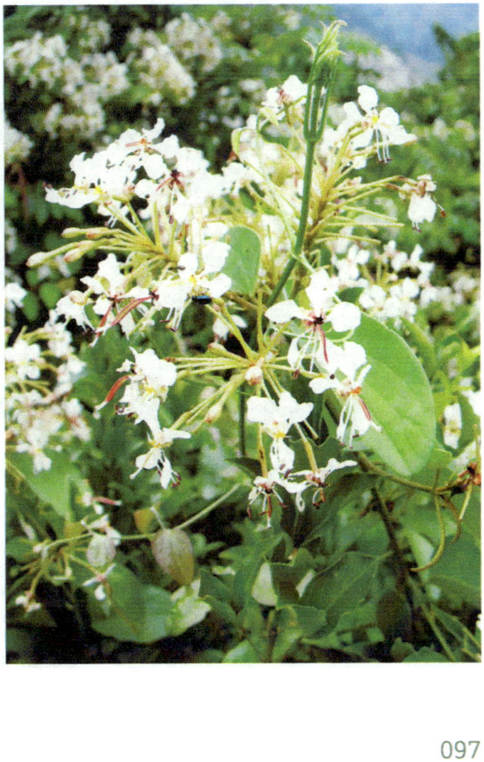

大泡通（大通塔）

来源及药用部位	五加科植物穗序鹅掌柴 *Schefflera delavayi* (Franch.) Hams 的茎叶或根。
形态特征	乔木或灌木，高 3 ~ 8 m。茎粗大，外表暗褐色；小枝粗壮，幼枝密被棕黄色星状绒毛。掌状复叶；具长叶柄；叶片椭圆状长圆形、卵状长圆形或矩圆形，先端急尖或短渐尖，基部钝圆或圆形，全缘或有稀疏浅齿，上面无毛，下面密被灰白色或黄棕色星状绒毛。穗状花序聚生成大圆锥花序，顶生；花瓣 4 ~ 5 枚，白色；雄蕊 5 枚；子房下位，4 ~ 5 室。果实球形，紫黑色。花期 10—11 月，果期翌年 1 月。
性味功效	苦、涩，平。祛风活络，强健筋骨，行气活血。
常用配方	①治关节疼痛：大泡通根、勾儿茶根、楤木根各 30 g，水煎服。②治风湿痹痛、腰腿劳损疼痛：大泡通根 15 ~ 30 g，水煎服。③治骨折、扭伤：鲜大泡通根适量，捣烂，敷患处。④治皮肤湿疹：大泡通茎叶 15 ~ 30 g，水煎服。

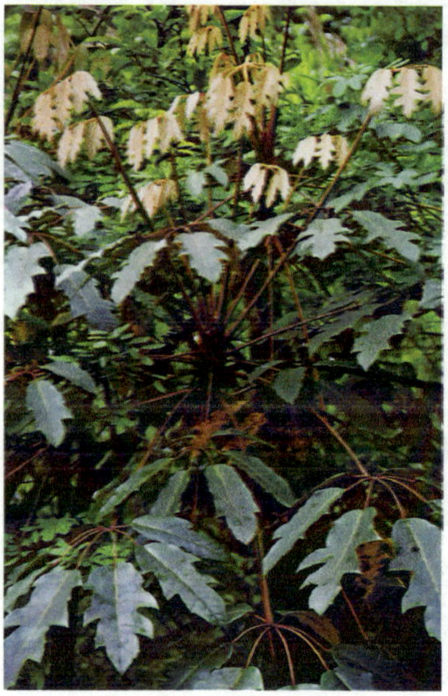

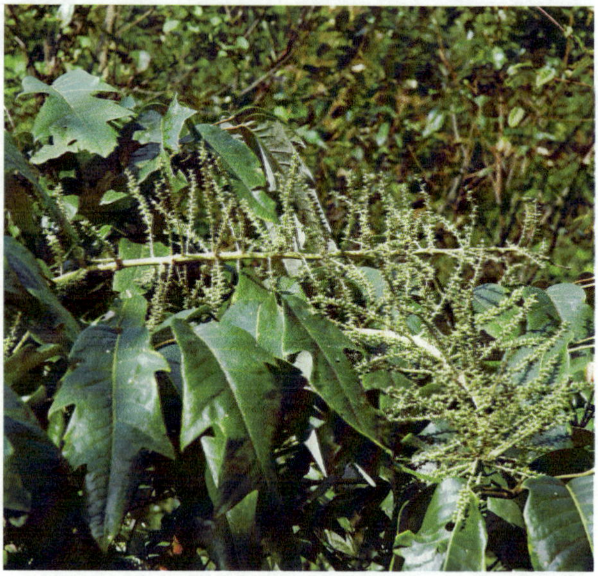

大贯众（绵马贯众）

来源及药用部位	鳞毛蕨科植物粗茎鳞毛蕨 *Dryopteris crassirhizoma* Nakai 的根茎及叶柄残基。
形态特征	多年生草本，高 50～100 cm。根茎粗壮，斜生，有较多坚硬的叶柄残基及黑色细根，密被棕褐色、长披针形的大鳞片。叶簇生于根茎顶端；叶片革质，倒披针形，二回羽状全裂或深裂，上面绿色，下面淡绿色。孢子囊群着生于叶中部以上的羽片上，囊群盖肾形或圆肾形、棕色。
性味功效	苦，凉。清热解毒，止血，杀虫。
常用配方	①治劳伤咳嗽：大贯众、石吊兰、岩白菜各 20 g，水煎服。②治白带：大贯众、鸡冠花各 15 g，水煎服。③治痔疮出血：大贯众、仙鹤草各 20 g，水煎服。④治蛔虫病引起的腹痛：大贯众 10 g，粉条儿菜 15 g，水煎服。

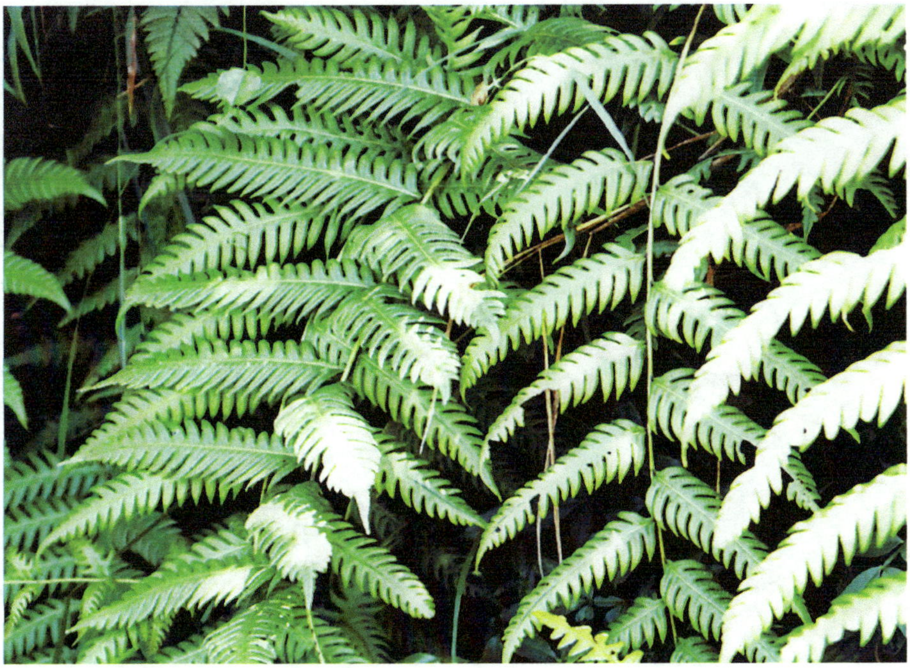

大浮萍

来源及药用部位	天南星科植物大薸 *Pistia stratiotes* L. 的全草。
形态特征	水生漂浮植物。有多数长而悬垂的根，须根羽状、密集。叶簇生成莲座状；叶片倒卵形、倒三角形、扇形至倒卵状长楔形，先端截头状或浑圆，基部厚，两面被毛；叶脉扇状伸展。佛焰苞白色，外被绒毛；肉穗花序短于佛焰苞；花单性同序；雄蕊 2 枚；子房卵圆形，1 室。浆果小，卵圆形。种子圆柱形。花期 5—11 月。
性味功效	辛，寒。疏风透疹，利尿除湿，凉血活血。
常用配方	①治荨麻疹皮肤瘙痒：大浮萍、亚麻仁、皂角刺、白蒺藜、海桐皮各 12 g，水煎服。②治跌打损伤：鲜大浮萍适量，加适量冰糖捣烂，加热后敷患处。③治无名肿毒：大浮萍适量，捣绒，敷患处。

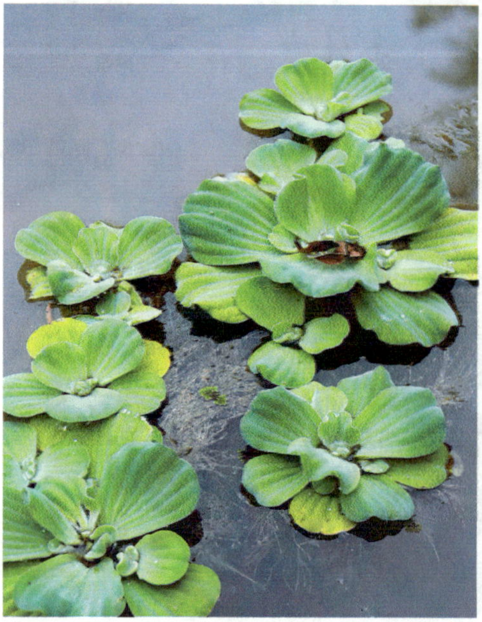

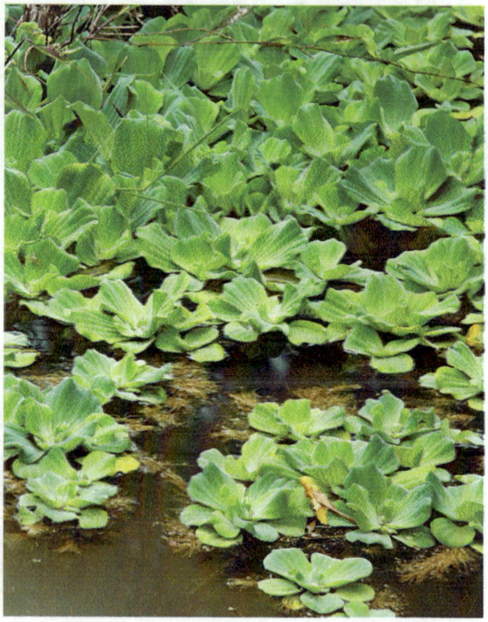

大接骨丹

来源及药用部位	山茱萸科植物有齿鞘柄木 *Torricellia angulata* var. *intermedia* (Harms) Hu 的根皮。
形态特征	落叶灌木或小乔木，高 2.5 ~ 8 m。枝圆柱形，灰褐黄色，具长椭圆形皮孔及半环形叶痕。叶互生；叶柄基部扩大成鞘状，抱茎；叶片膜质或纸质，掌状 5 ~ 7 浅裂，基部心形，裂片阔三角形，边缘具粗锯齿；叶脉掌状分枝。总状圆锥花序顶生，下垂。雄花淡黄色，花萼 5 裂，花瓣 5 枚，雄蕊 5 枚；雌花无花瓣，子房 3 室。核果卵形。种子 3 ~ 4 粒。花期 4 月，果期 6 月。
性味功效	苦、辛，温。活血祛瘀，舒筋接骨，平喘。
常用配方	①治风湿痹痛、胃痛：大接骨丹 9 ~ 15 g，水煎服。②治脱肛：鲜大接骨丹、箬竹各 30 g，捣绒，以糯米泔水浸泡后洗患处。③治妇女干血痨：鲜大接骨丹 60 g，炖鸡吃。

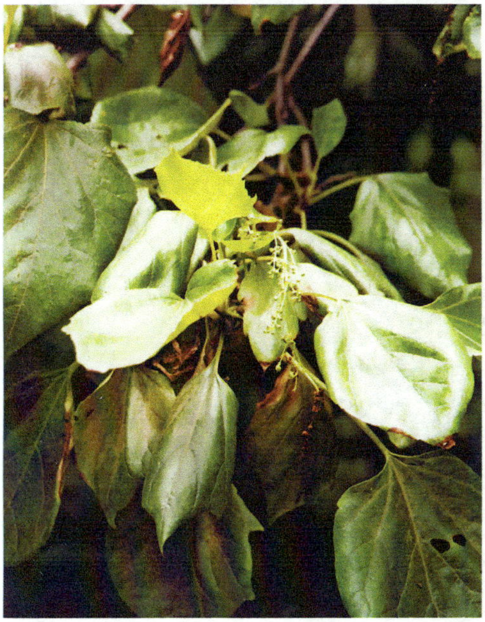

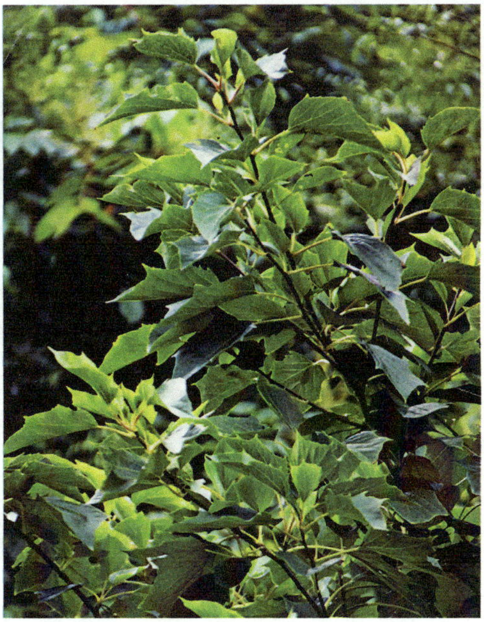

大黄（将军）

来源及药用部位	蓼科植物掌叶大黄 *Rheum palmatum* L. 及其同属近缘植物的根及根茎。
形态特征	多年生高大草本。根及根茎粗壮，肥厚，稍木质，外皮暗褐色，断面深黄色，根茎横切面外围有排列紧密的环星点。茎直立，高 2 m 左右，中空。基生叶 5 浅裂，浅裂片呈大齿形或宽三角形；有粗大的肉质长柄，约与叶片等长；托叶鞘膜质，较透明，上有短毛。花序大圆锥状，顶生；花小，常为紫红色；花被片 6 枚；雄蕊 9 枚；花柱 3 枚。小坚果长方状椭圆形，基部近心形，棕色。花期 6 月，果期 7—8 月。
性味功效	苦，寒。攻积滞，清湿热，泻火，凉血，祛瘀，解毒。
常用配方	①治急性胃出血：大黄、乌梅炭、乌贼骨各等份，共研细末，每次 10~20 g，每日 3 次。②治闭经腹痛：大黄 10 g，鳖甲（砂炒醋炙）15 g，大黄 10 g，水煎服。③治湿热黄疸：大黄 6 g，六月雪 15 g，茵陈 30 g，栀子 10 g，水煎服。④治肠痈：乳香、没药各 3 g，大黄 10 g，甲珠 6 g，共研末，早、晚各服 6 g。

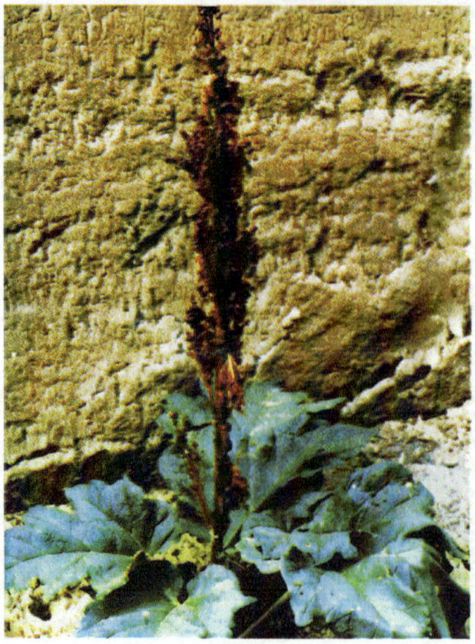

大铜钱菜（中华天胡荽）

来源及药用部位	伞形科植物中华天胡荽 *Hydrocotyle chinensis* (Dunn) Craib 的全草。
形态特征	多年生匍匐草本，高 8～30 cm。除托叶、花柄、苞片外，均密或疏被反曲的柔毛。叶片薄，圆肾形，表面深绿色，背面淡绿色，掌状 5～7 浅裂，裂片边缘有不规则小锯齿，基部心形；托叶膜质，阔卵形。伞形花序单生于节上；小苞片膜质，卵状披针形；花白色；花瓣 5 枚，卵圆形。果实近圆形，两侧扁，侧面 2 条棱明显隆起。花期、果期 5—11 月。
性味功效	苦、辛，凉。清热利湿，解毒消肿。
常用配方	①治腹痛：大铜钱菜 10 g，水煎服。②治小便不利：大铜钱菜、车前草各 9 g，水煎服。③治带状疱疹、湿疹：鲜大铜钱菜适量，捣绒，搽患处。

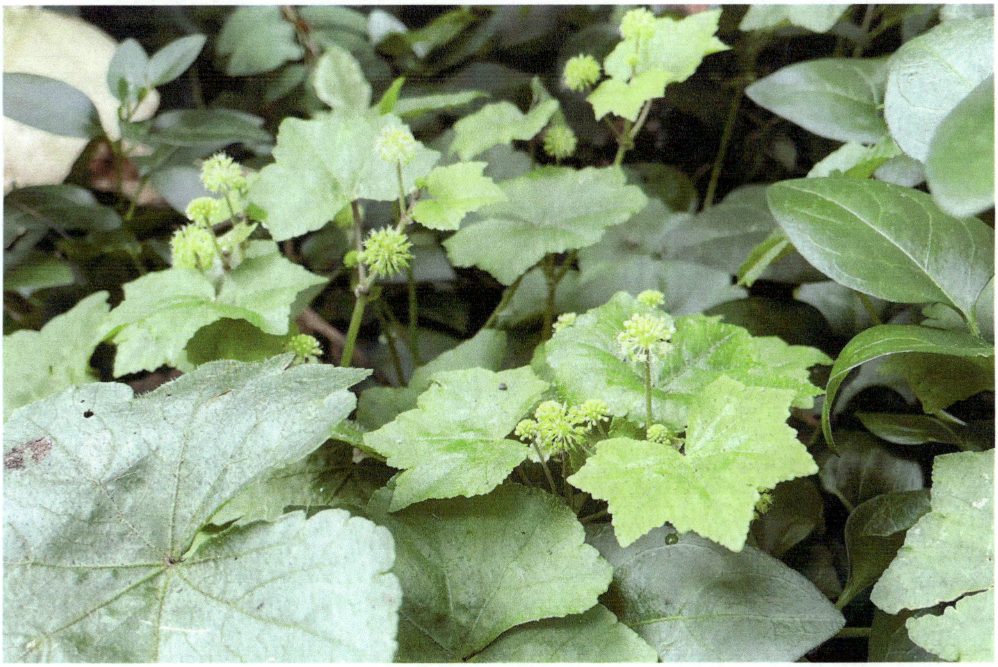

大　葱

来源及药用部位	百合科植物葱 *Allium fistulosum* L. 的鳞茎及幼苗。
形态特征	多年生草本，高可达 50 cm，通常簇生，全体具辛臭味，折断后有辛味黏液。须根丛生，白色。鳞茎圆柱形，先端稍肥大。叶基生；叶片圆柱形，中空，先端急尖，绿色，具纵纹；叶鞘浅绿色。花茎自叶丛单一抽出，中空，绿色；伞状花序圆球状；总苞膜质；花被片 6 枚，白色；雄蕊 6 枚，花丝伸出，花药黄色；子房 3 室。蒴果菱形。种子黑色。花期 7—9 月，果期 8—10 月。
性味功效	辛，温。发表，通阳，解毒。
常用配方	①治感冒：鲜大葱、生姜、红糖各适量，水煎服。②治疝气肿痛：鲜大葱、小茴香根各 30 g，水煎服。③治疔疮疼痛：鲜大葱、姜花各适量，捣烂，敷患处。④治外伤瘢痕：鲜大葱、马蹄草、蜂蜜各适量，捣烂，敷患处。

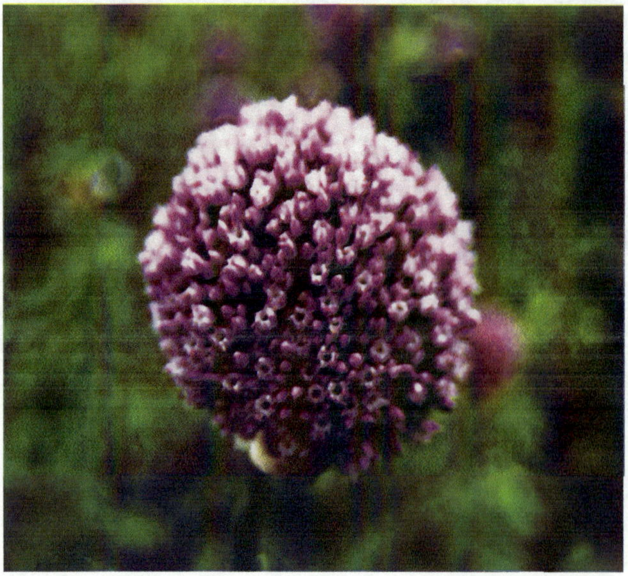

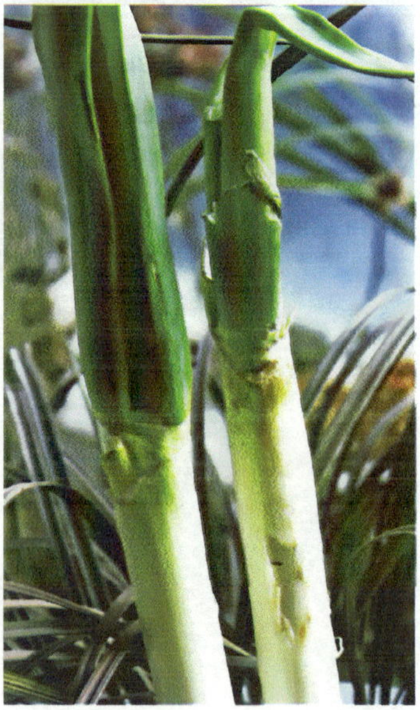

大 戟

来源及药用部位	大戟科植物大戟 *Euphorbia pekinensis* Rupr. 的根。
形态特征	多年生草本。茎直立，上部分枝，表面被短柔毛。单叶互生；叶片椭圆形或披针形，全缘。杯状聚伞花序，排列成复伞形；基部有叶状苞片5枚；雌、雄花均无花被；花序基部苞叶近肾形；萼状总苞内有雄花多数；花序中央有雌花1枚，仅有雌蕊1枚，子房圆形，花柱3枚。蒴果三棱状球形，表面具疣状凸起。种子卵圆形，表面光滑，灰褐色。花期6—9月，果期7—10月。
性味功效	苦、辛，寒；有毒。泻水逐瘀，消肿散结。
常用配方	①治牙齿摇痛：大戟适量，咬于痛处。②治温疟寒热腹胀：大戟15 g，柴胡、姜制半夏各9 g，陈皮3 g，生姜3片，水煎服。

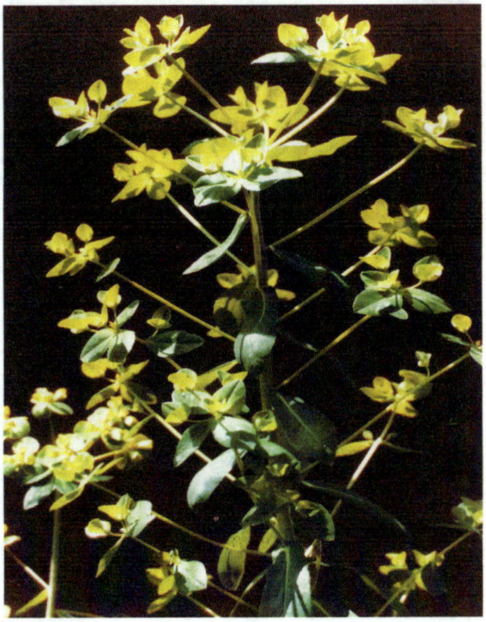

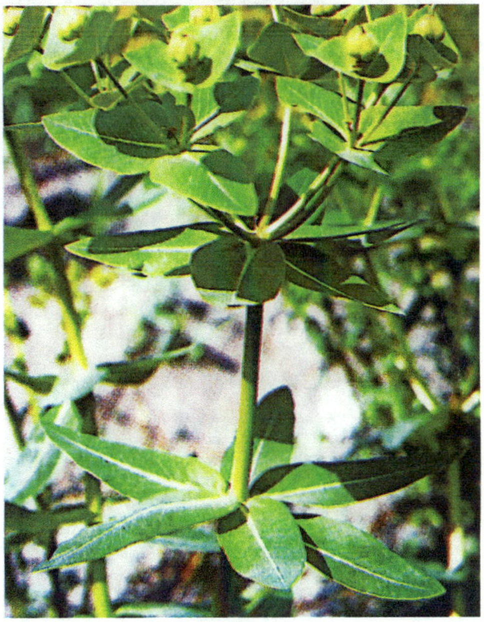

大鹅儿肠（狗筋蔓）

来源及药用部位	石竹科植物狗筋蔓 *Cucubalus baccifer* L. 的全草。
形态特征	多年生草本。茎细长，蔓生有分枝，密被细毛。单叶对生；叶片卵形或长椭圆形，全缘或波状，两面有毛。白花单生或聚生于枝顶；花瓣 5 枚，2 裂。浆果圆球形，熟后黑色。
性味功效	辛，平。清热利湿，活血消肿。
常用配方	①治湿热黄疸、胁痛：大鹅儿肠、大过路黄各 20 g，水煎服。②治便血：大鹅儿肠 20 g，牛耳大黄 30 g，炖肉吃。③治小儿惊风：大鹅儿肠、九头狮子草、瓜子金各 10 g，水煎服。④治骨折伤痛：鲜大鹅儿肠、水冬瓜、四块瓦各适量，捣烂，敷患处。

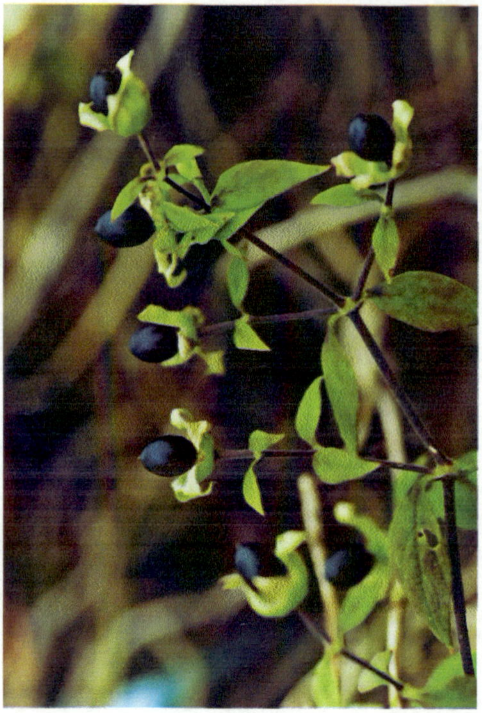

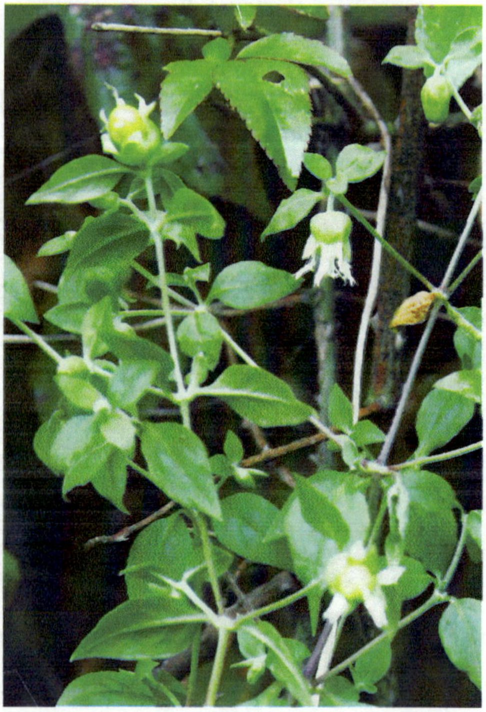

大　蒜

来源及药用部位	百合科植物蒜 *Allium sativum* L. 的鳞茎。
形态特征	多年生草本。鳞茎卵圆形，具 6～10 瓣，外包灰白色干膜质鳞茎外皮。叶基生；叶片扁平，长披针形。花茎圆柱状；伞形花序，小而密生；小苞片膜质；花柄细；花被 6 枚，粉红色；雄蕊 6 枚；雌蕊 1 枚。种子黑色。花期 4—6 月。
性味功效	辛，温。祛湿，止痢，解毒，杀虫。
常用配方	①治脚癣瘙痒：生大蒜 1～3 个，水煎取液，浸泡并洗患处。②治肺痨咳嗽：生大蒜 100 g，猪肚 1 个，水炖服。③治湿热痢疾：生大蒜 20 g，捣烂为泥，糖水冲服，每日 2 次。④治胃寒食积不化：生大蒜适量，捣泥，开水冲泡服。

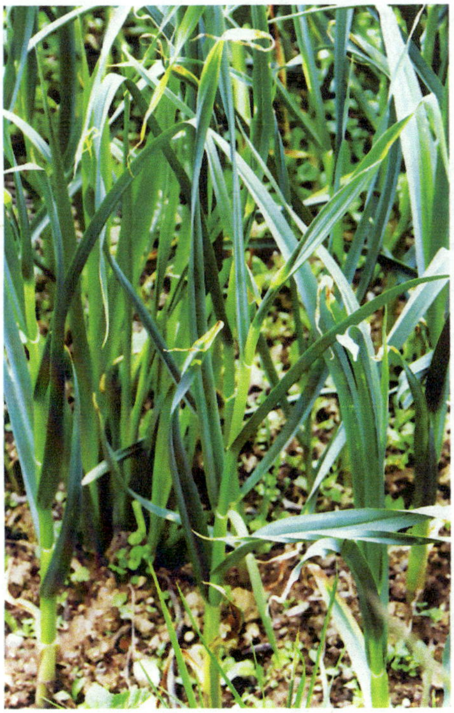

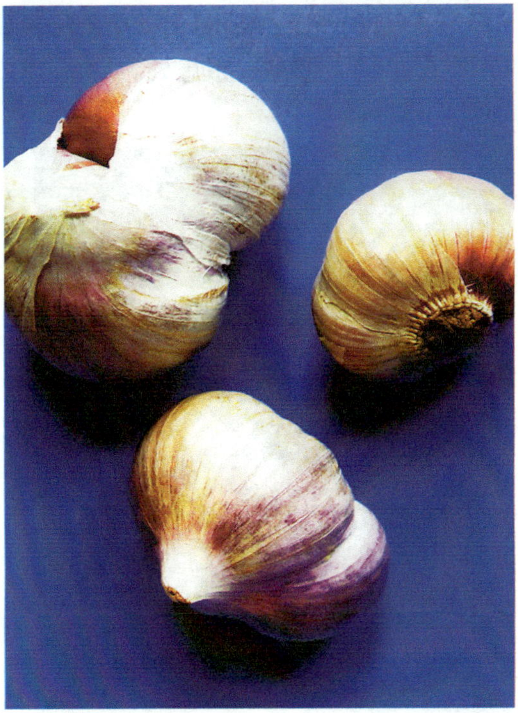

大　蓟

来源及药用部位	菊科植物蓟 *Cirsium japonicum* Fisch. ex DC. 的地上部分。
形态特征	多年生草本，高可达 100 cm。具圆锥形根。茎直立；茎枝有长棱，被长毛。基生叶较大，丛生，羽状深裂至全裂；侧裂片 6 ~ 12 对，边缘齿状，齿端具刺。茎生叶渐小，互生；叶片长椭圆形，先端尖，边缘羽状分裂，两面沿脉有白色绵毛。头状花序直立，单生于枝端；总苞钟状，总苞片约 6 层，覆瓦状排列；管状花两性；花冠紫色或紫红色，5 裂；雄蕊 5 枚。瘦果长椭圆形，稍扁。花期 5—8 月，果期 6—8 月。
性味功效	甘、苦，凉。凉血止血，散瘀消肿。
常用配方	①治咯血、吐血：鲜大蓟 50 ~ 100 g，捣汁，兑水服。②治月经不调：大蓟、连钱草各 30 g，水煎服。③治瘰疬：大蓟、虾脊兰各 50 g，水煎服。④治乳痈肿痛：鲜大蓟、甜酒各适量，捣烂，敷患处。

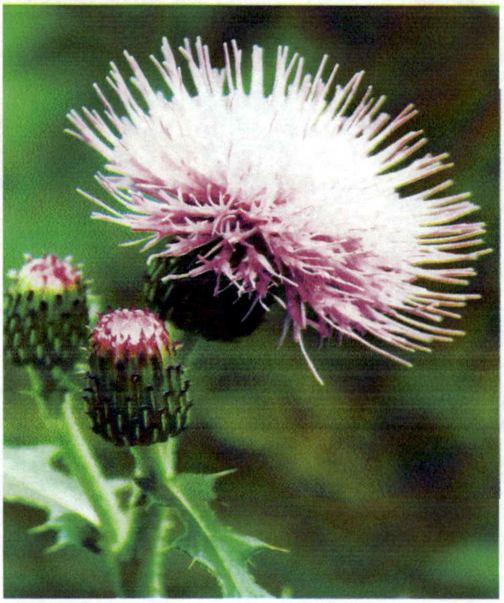

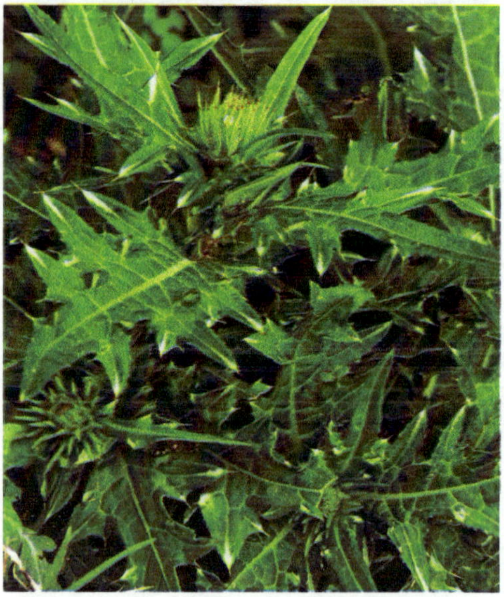

大腹皮

来源及药用部位	棕榈科植物槟榔 *Areca catechu* L. 的果皮。
形态特征	常绿乔木，不分枝，高 10～18 m。叶脱落后，在茎上形成明显的环纹。羽状复叶，丛生于茎顶；叶轴三棱形；小叶片线形或披针形，基部较狭，先端渐尖或不规则齿裂。肉穗花序生于叶鞘束下，多分枝，排成圆锥状；花单性，雌雄同株。雄花小，着生于分枝的顶端，排成 2 列；花萼 3 枚；花瓣 3 枚；雄蕊 6 枚。雌花大，着生于分枝的基部，无柄；退化雄蕊 6 枚；子房上位，1 室。坚果卵圆形或长圆形。花期 3—8 月，冬花不结果，果期 12 月至次年 6 月。
性味功效	辛，微温。行气除胀，利水消肿。
常用配方	①治脾胃气滞腹胀：大腹皮 12 g，藿香、陈皮、厚朴各 10 g，水煎服。②治漏疮：大腹皮适量，水煎取液，洗患处。③治水肿、小便不利：生姜皮、桑白皮、陈皮、大腹皮、茯苓皮各等份，共研粗末，每次 9 g，水煎温服。

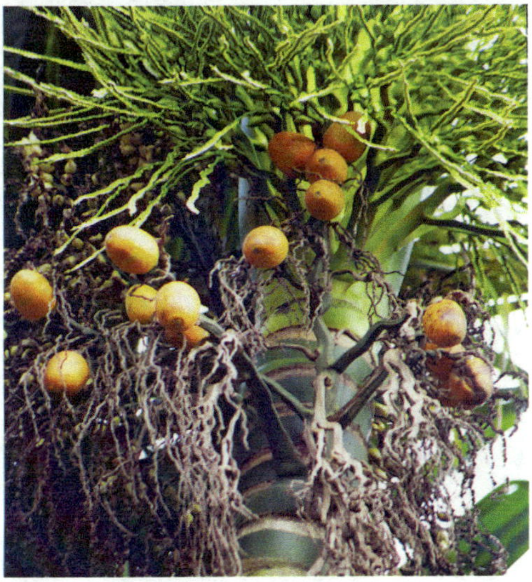

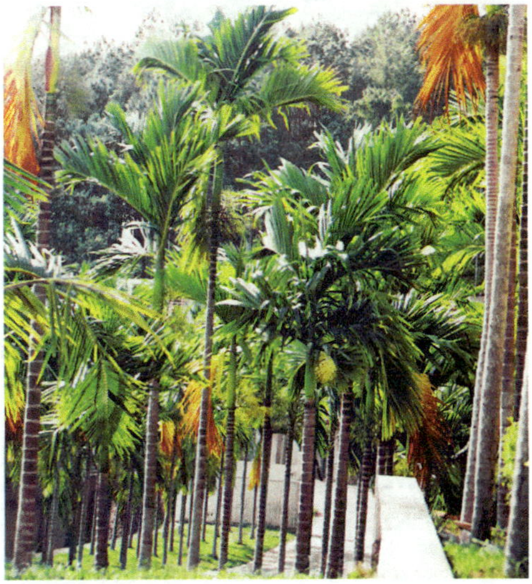

万年青

来源及药用部位	百合科植物万年青 *Rohdea japonica* (Thunb.) Roth. 的全草。
形态特征	多年生常绿草本。根状茎短而肥厚。叶基生，叶片阔带形，厚革质。春夏间在花轴上形成一个排列密集的穗状花序；花被合生；花苞球状钟形，有裂片6枚，肉质，淡黄色或褐色；雄蕊6枚；子房球形，柱头3裂。浆果球形，熟后橘红色。
性味功效	苦、辛，寒；有毒。清热解毒，强心利尿，凉血止血。
常用配方	①治心力衰竭：鲜万年青根茎5 g，水煎服。②治咽喉肿痛：万年青根3 g，八爪金龙6 g，水煎取液，含服。

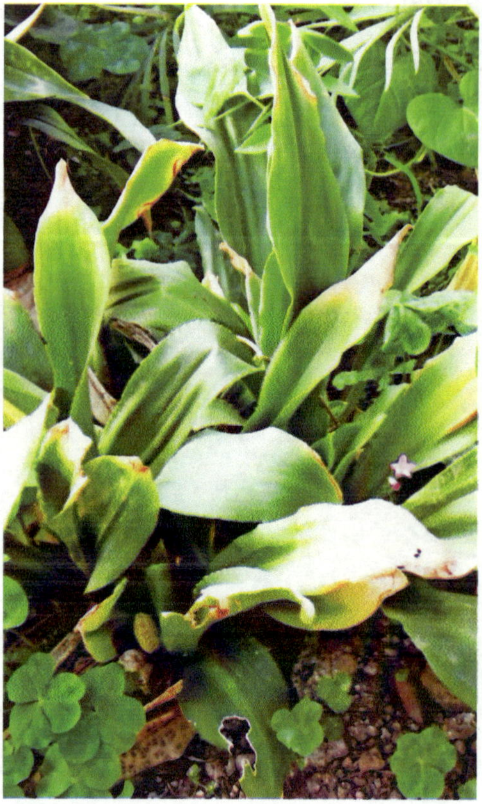

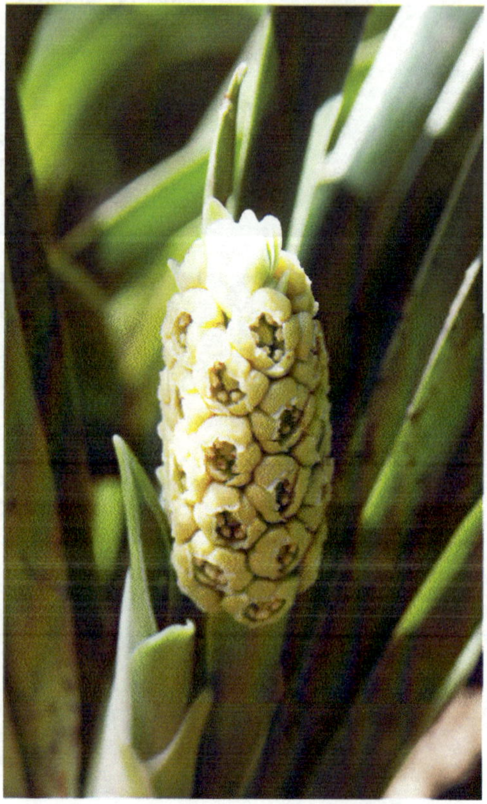

万年刺（铁海棠）

来源及药用部位	大戟科植物铁海棠 *Euphorbia milii* Ch. des Moulins 的叶或根。
形态特征	矮小多刺灌木，高可达 1 m。茎密被硬刺。叶生嫩枝上，互生；叶片常为倒卵形，黄绿色，顶端圆而具凸尖，基部楔形；无叶柄。总苞钟形，顶端 5 裂；基部有 2 枚苞片、鲜红色、倒卵状圆形；子房 3 室，花柱 3 枚、中部以下合生。蒴果扁球形。花期 5—9 月，果期 6—10 月。
性味功效	苦，凉；有毒。排脓，解毒，逐水。
常用配方	①治痈疮肿毒：鲜万年刺根适量，捣烂，同酒糟炒热后敷患处。②治口疮：鲜万年刺叶适量，酌加红糖，捣烂，敷患处。③治烫伤：鲜万年刺叶适量，捣烂绞汁，涂患处。

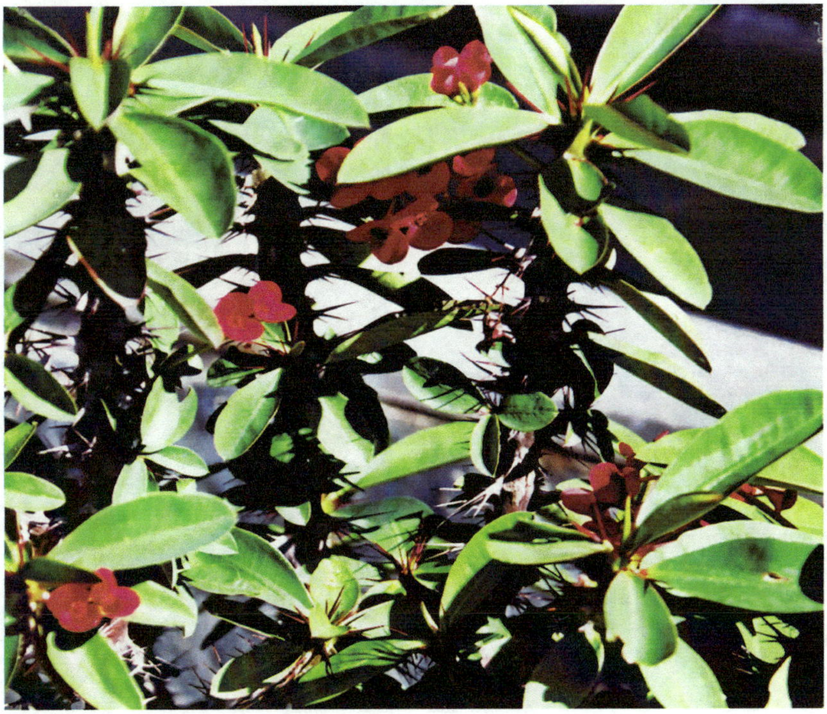

万年荞（苦荞头、野南荞）

来源及药用部位	蓼科植物苦荞麦 *Fagopyrum tataricum* (L.) Gaertn. 的块根。
形态特征	一年生草本，高达 80 cm。块根圆形或不规则块状。茎直立，有少数细弱分枝。叶互生；有长叶柄；叶片宽三角形，先端急尖，基部心形，两面脉上有凸起；叶鞘膜质。穗状花序顶生或腋生；花被白色或淡红色，5 深裂；雄蕊 8 枚。瘦果卵形，具 3 条棱，黑褐色。花期、果期 5—10 月。
性味功效	甘、苦，平。理气止痛，健脾利湿。
常用配方	①治脘腹疼痛：万年荞 18 g，香樟根皮 9 g，共研末，每次 3 g，每日 3 次，饭前热水送服。②治食滞饱胀：万年荞 6 ~ 9 g，核桃仁适量，同嚼服。③治腰腿劳伤疼痛：万年荞 15 g，水煎服；或万年荞 30 g，算盘子 15 g，血当归 15 g，泡酒服或水煎服。

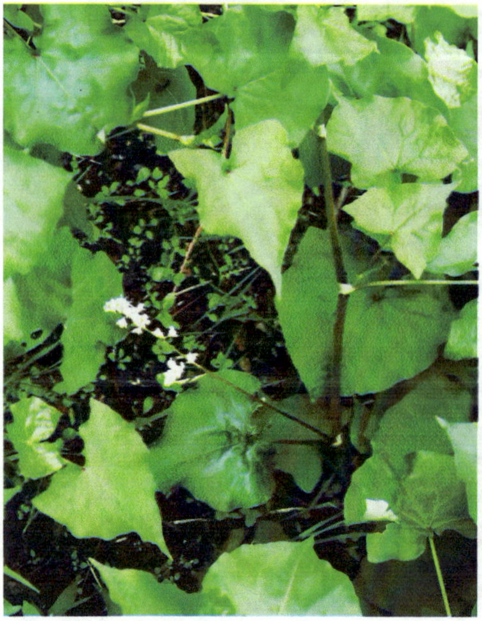
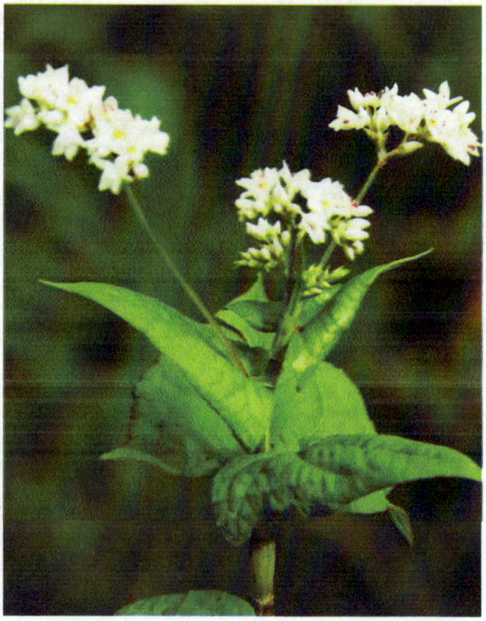

万寿竹

来源及药用部位	百合科植物万寿竹 *Disporum cantoniense* (Lour.) Merr. 的根茎和根。
形态特征	多年生草本，高达 1 m 以上。根茎短，簇生多数须根。茎细，有分支。叶互生；有短叶柄；叶片质薄，卵状披针形或披针形，先端长尖或渐尖，基部圆；有明显平行脉。伞形花序顶生或与叶对生，具花 2 ~ 10 朵；花下垂，白色或淡紫色，钟状；雄蕊 6 枚；子房 3 室。浆果球形，黑色。种子 2 ~ 3 粒。花期夏季。
性味功效	苦、甘，寒。润肺止咳，健脾消积。
常用配方	①治虚弱干瘦：万寿竹、奶浆藤根、倒触伞、美人蕉、黄精、泡参各 15 g，红糖 30 g，煮稀饭吃。②治手足麻木：万寿竹 60 g，鸡蛋 1 个，水炖，饮汤食蛋。③治病后体虚遗尿：万寿竹 30 g，岩白菜 30 g，大苋菜 30 g，炖肉吃。

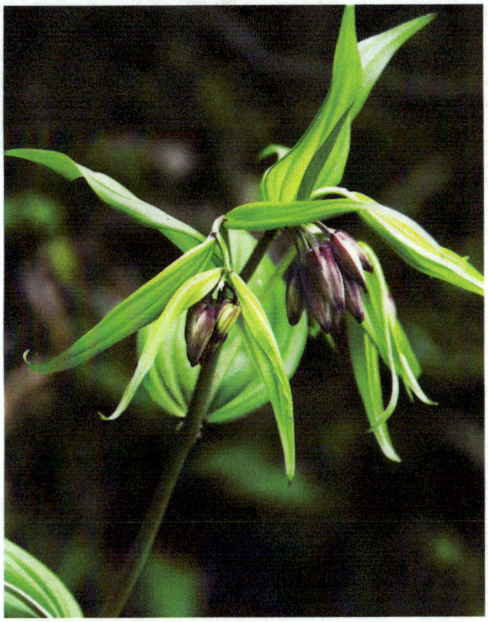

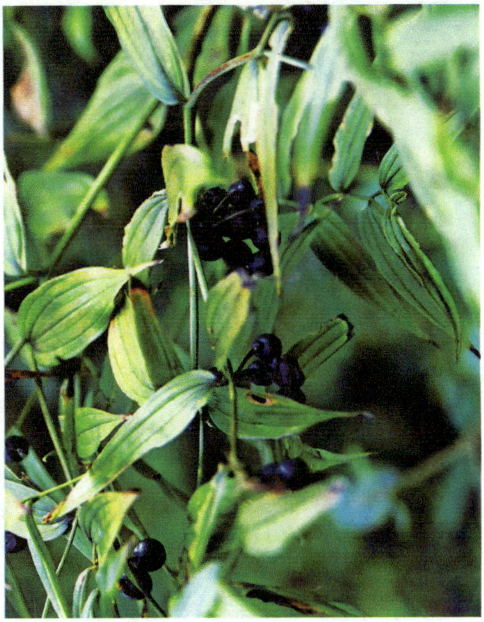

万寿菊

来源及药用部位	菊科植物万寿菊 *Tagetes erecta* L. 的头状花序。
形态特征	一年生草本。茎粗壮，高约 60 cm，揉之有腐败气味。叶对生或互生；叶片羽状深裂，裂片披针形，叶缘背面具油腺点。头状花序单生；花黄色或橘黄色；舌状花多数，有长柄，外列舌片向外反卷。瘦果线形。花期秋季。
性味功效	苦、辛，凉。平肝，清热，化痰，解毒。
常用配方	①治百日咳：万寿菊 15 朵，水煎，兑红糖服。②治咳嗽：鲜万寿菊 30 g，水朝阳 9 g，紫菀 6 g，水煎服。③治痄腮、乳痈：万寿菊、七叶一枝花、金银花各适量，共研末，醋调敷患部。

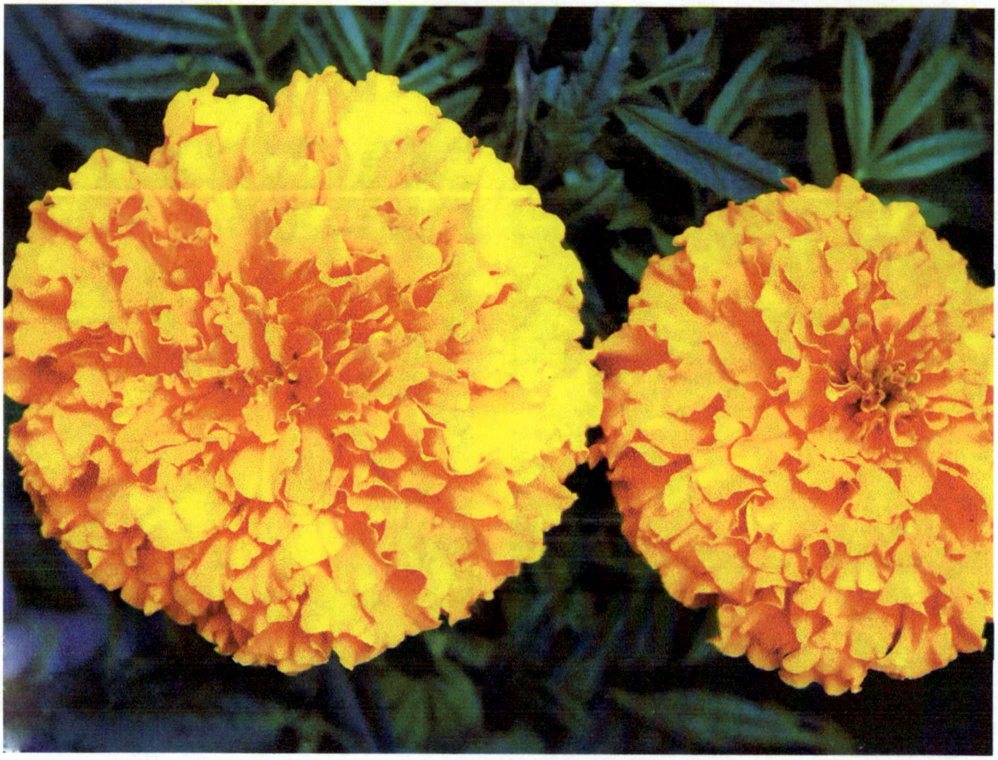

小二仙草（豆瓣草）

来源及药用部位	小二仙草科植物小二仙草 *Haloragis micrantha* (Thunb.) R. Br. ex Sieb. et Zucc. 的全草。
形态特征	多年生草本。茎四棱形，带赤褐色，直立，基部匍匐分枝。叶对生；叶片卵形或圆形，先端短尖或钝，基部圆形，边缘有小齿，两面秃净；具短叶柄。圆锥花序顶生；花两性；萼裂片 4 枚；花瓣 4 枚，红色；雄蕊 8 枚，花药紫红色；雌蕊 1 枚，子房下位。核果近球形。花期夏季。
性味功效	苦、辛，凉。清热，利湿，通便，活血，解毒。
常用配方	①治烫伤：鲜小二仙草适量，捣碎取汁，加香油适量调涂患处。②治水肿：小二仙草 30 g（切细），红糖 15 g，蒸后服。③治赤痢：鲜小二仙草 60 g，红糖为引，水煎服。④治崩漏：小二仙草 60 g，大血藤 30 g，泡酒服。

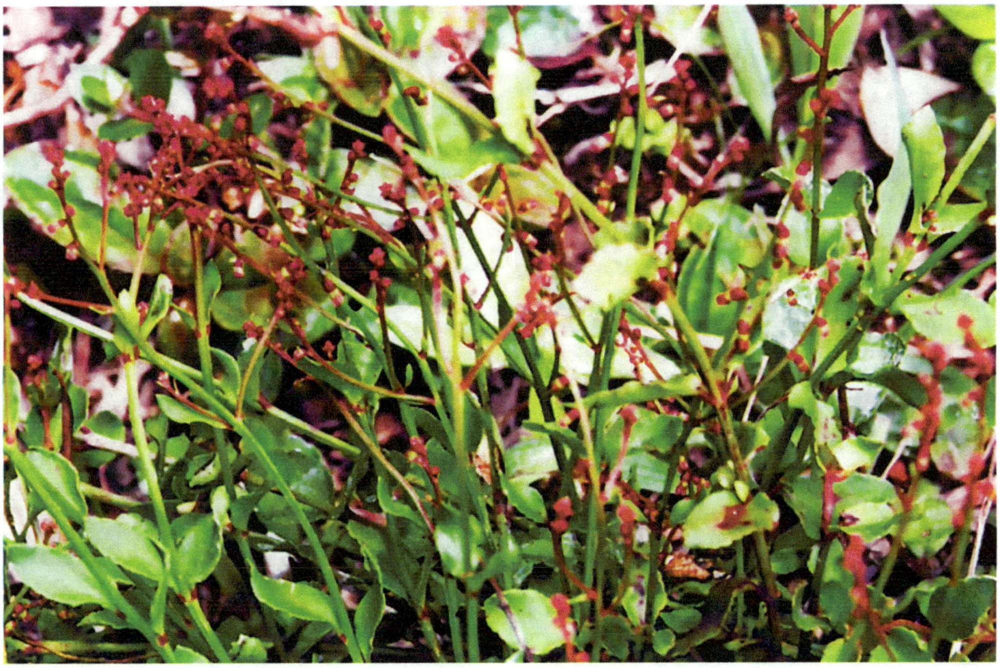

小儿血参（笔龙胆）

来源及药用部位	龙胆科植物深红龙胆 *Gentiana rubicunda* Franch. 的全草。
形态特征	一年生草本，高 8 ~ 15 cm。茎直立，紫红色，不分枝或中上部少数分枝。基生叶丛生，叶片卵形或椭圆形；茎生叶对生，叶片卵状椭圆形或长圆形。花数朵单生于茎顶；花梗紫红色或草黄色；花萼倒锥形，先端 5 裂；花冠紫红色，冠筒上具有黑紫色短而细的条纹和斑点；雄蕊 5 枚，花丝丝状；子房上位，柱头 2 裂。蒴果外露，稀内藏，长圆形。种子褐色，表面有网纹。花期 3 月，果期 10 月。
性味功效	苦，寒。活血止痛，健脾消食。
常用配方	①治跌打损伤：小儿血参、铁筷子各 30 g，水煎，适量黄酒冲服。②治消化不良：小儿血参、万年荞、萝卜叶各 9 ~ 12 g，水煎服。

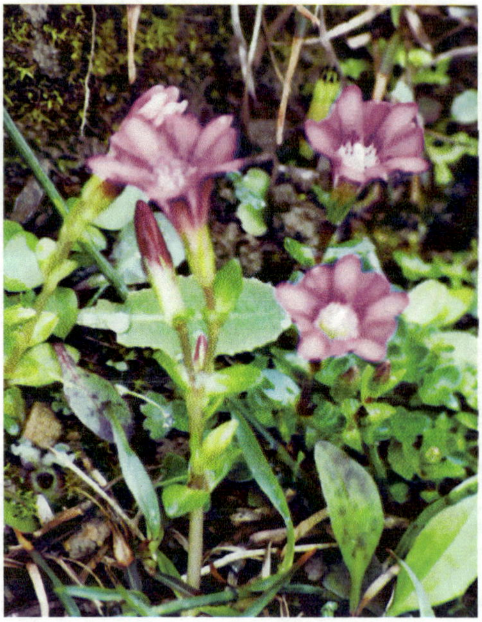

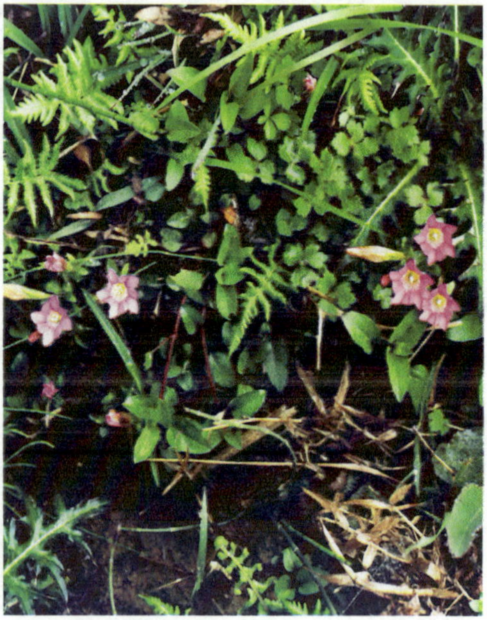

小寸金黄（小茄）

来源及药用部位	报春花科植物小寸金黄 *Lysimachia deltoidea* Wight. var. *cinerascens* Franch. 的全草。
形态特征	多年生草本。根簇生成丛，自根茎发出；根茎顶端和茎基部有数对小鳞片。茎通常数条簇生，直立或斜升。叶对生；叶片椭圆形至近圆形，先端圆钝，基部近圆形或楔形，两面密被多细胞柔毛；侧脉不明显。花单生于茎上部叶腋；花萼分裂近达基部，裂片狭披针形；花冠黄色；花药卵形；子房无毛。蒴果近球形。花期 6—8 月，果期 8—10 月。
性味功效	甘，平。清热解毒，除湿止痛。
常用配方	治风湿痹痛：小寸金黄 30 g，藤乌头 6 g，泡酒服。

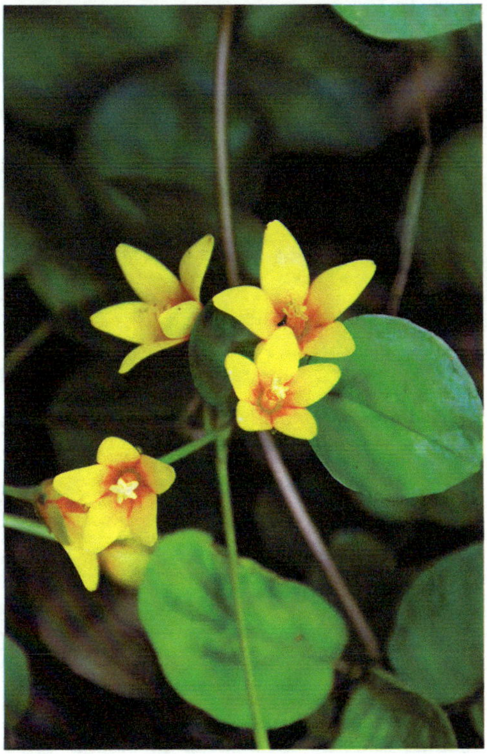

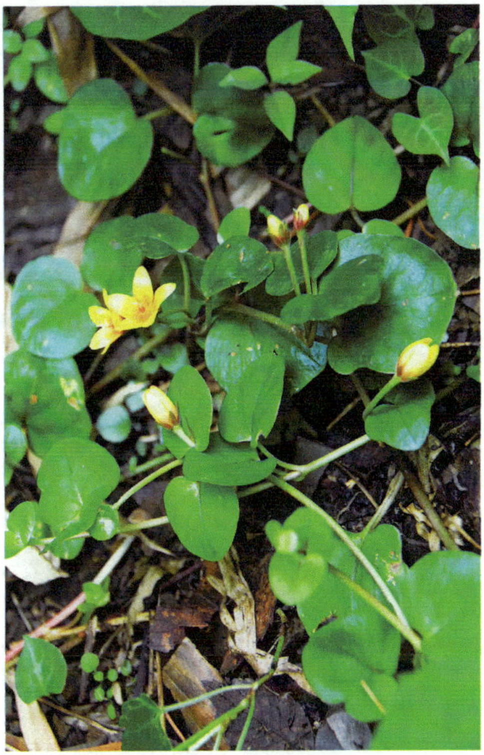

小女贞（水白蜡）

来源及药用部位	木犀科植物小叶女贞 *Ligustrum quihoui* Carr. 的叶。
形态特征	灌木，高 2 m 左右。小枝与花序密生细短柔毛。单叶互生；叶片革质，椭圆形至倒卵状长圆形，先端钝或锐尖，基部楔形，全缘。圆锥花序顶生，花白色。核果近球形，蓝黑色。花期 5—7 月，果期 8—11 月。
性味功效	苦，凉。清热祛暑，解毒消肿。
常用配方	①治烫伤：小女贞、虎杖各 60 g，水煎取液，浸洗患处。②治口疮疼痛：小女贞、冬青叶各 30 g，共研末，敷患处。③治咳嗽：小女贞、矮地茶、果上叶各 15 g，水煎服。④治中暑发热：小女贞 9 g，水煎代茶饮。⑤治咽喉肿痛：小女贞 15 g，大青叶、金银花各 30 g，水煎服。

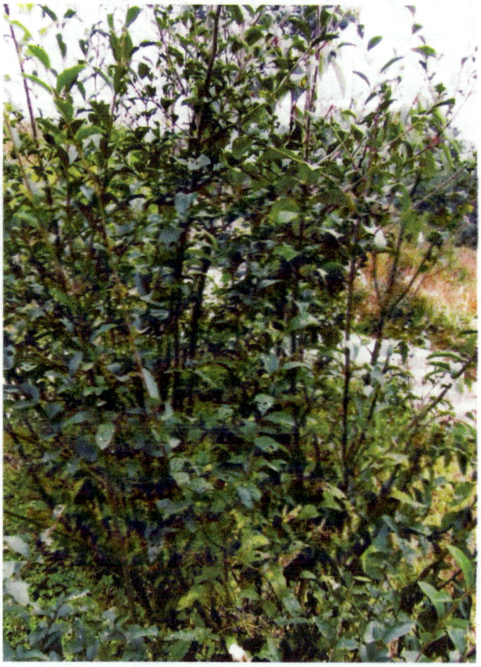

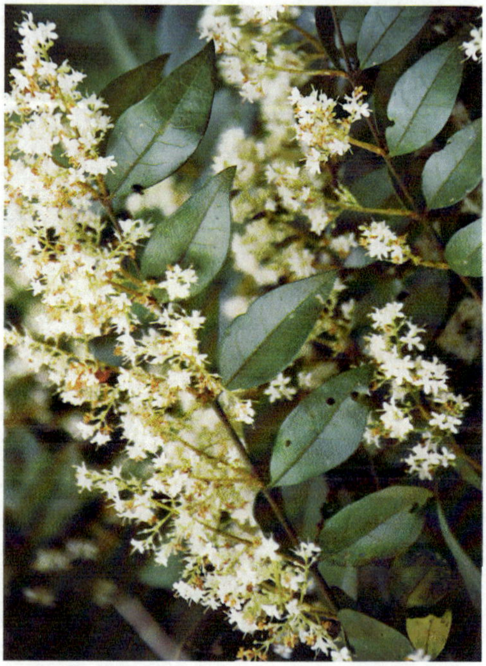

小叶杜鹃（头花杜鹃）

来源及药用部位	杜鹃花科植物头花杜鹃 *Rhododendron capitatum* Maxim. 的叶或花。
形态特征	常绿小灌木，高 50 ~ 100 cm。茎直立，多分枝，微弯曲，节间短。幼枝淡绿色，老枝深褐色。叶互生；叶片近革质，长椭圆状卵形，先端圆钝、具短尖头，基部楔形，下延至叶柄，两面密生鳞片。伞形花序顶生，排成头状，具花 5 ~ 8 朵；花梗极短；花萼 5 深裂；花冠钟状，蓝紫色，上部 5 裂；雄蕊 10 枚，伸出花冠外；子房 2 枚，密被鳞片。蒴果卵形，被鳞片，花萼宿存。花期 6—7 月，果期 8—9 月。
性味功效	辛，温。祛痰止咳，暖胃止痛。
常用配方	治久咳、虚喘：鲜小叶杜鹃叶 6 ~ 9 g，水煎服；或小叶杜鹃 60 g，泡酒，每次饮 10 mL，每日 2 次。

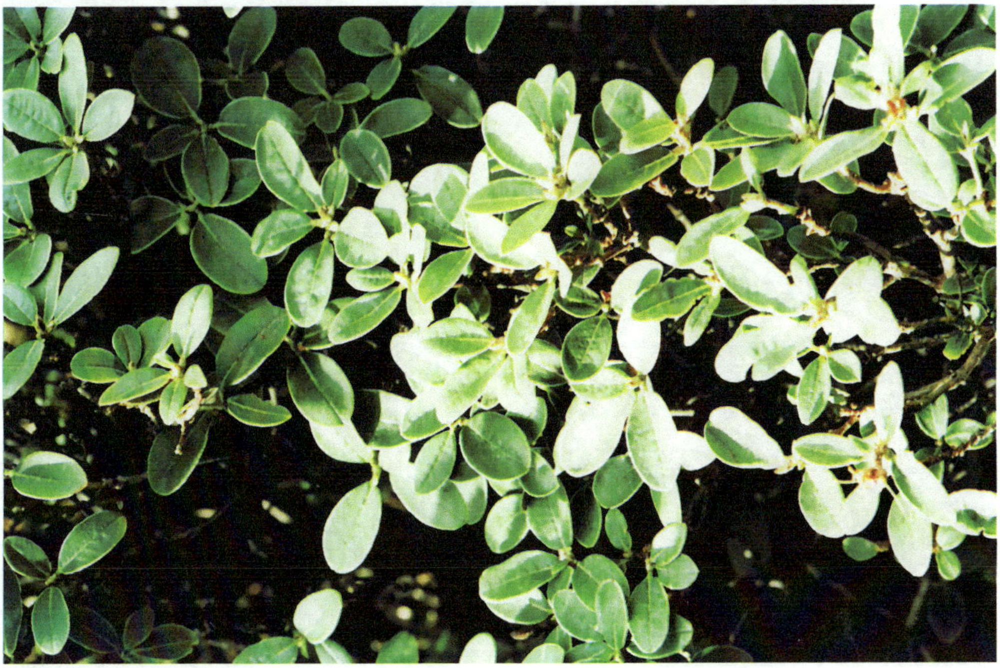

小米柴

来源及药用部位	杜鹃花科植物珍珠花 *Lyonia ovalifolia* (Wall.) Drude. 的枝叶。
形态特征	半常绿或落叶灌木、小乔木，高 4 ~ 12 m。枝条淡褐色。叶互生；叶片坚纸质，卵形或椭圆状卵形，先端急尖或短渐尖，基部钝圆，全缘，表面深绿色，背面淡绿色；中脉在表面凹陷，背面凸起，侧脉羽状。总状花序腋生，具小花 15 ~ 25 朵；花萼深 5 裂；花冠圆筒状，白色，有香气；雄蕊 10 枚；子房近球形。蒴果球形，室背开裂。花期 5—7 月，果期 7—9 月。
性味功效	辛，温；有毒。祛风解毒，活血止痛。
常用配方	治癣疮：小米柴适量，水煎取液，搽患处。

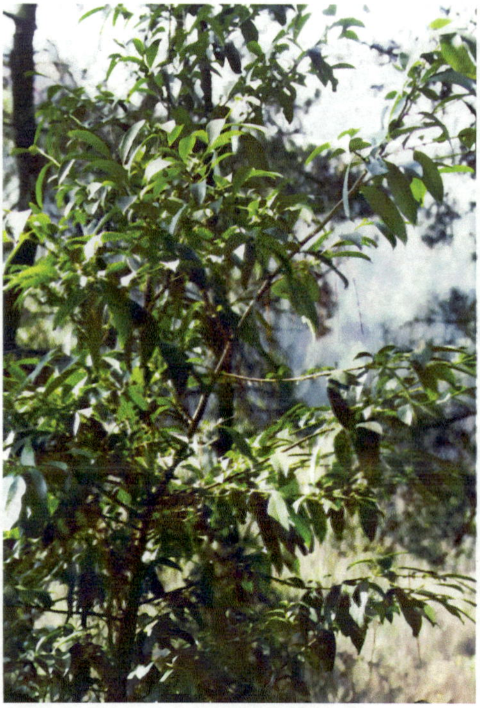

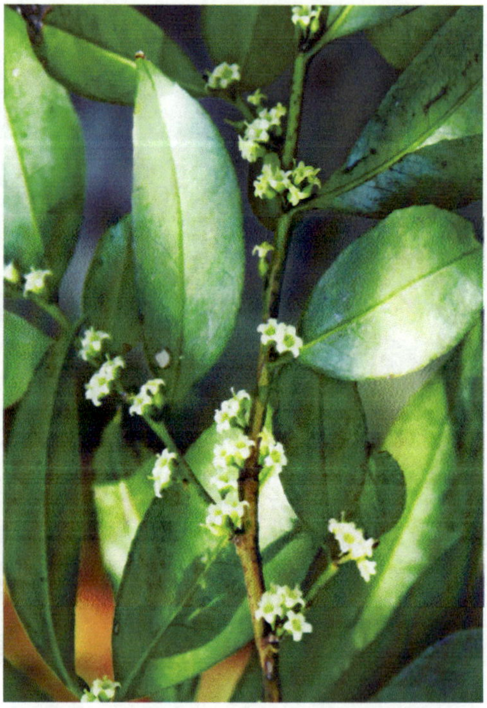

小红参（滇紫参）

来源及药用部位	茜草科植物云南茜草 *Rubia yunnanensis* Diels 的根。
形态特征	多年生攀缘草本，长 1～2 m。根簇生，细长，肥厚，圆柱形而微弯，外皮红褐色。茎四棱形，棱上有毛。叶轮生；无叶柄或近无叶柄；叶片倒卵形，先端短尖，基部宽楔形，全缘而有刺毛，上面绿色，下面色淡。聚伞花序腋生或顶生；花小，黄色；花冠 5 裂，裂片狭卵形。浆果小，黑色。花期夏季。
性味功效	甘、苦，温。活血舒筋，祛瘀生新，调养气血。
常用配方	①治妇女闭经、月经不调、产后关节痛：小红参 90 g，水煎服。②治风湿痹痛：小红参 24 g，水煎服或泡酒服。③治咳嗽、咯血：小红参、叶下花各 6 g，共研末，水煎服，红糖为引。④治肺痨咯血：小红参、小白及各 30 g，共研末，和蜂蜜 90 mL，蒸后服。

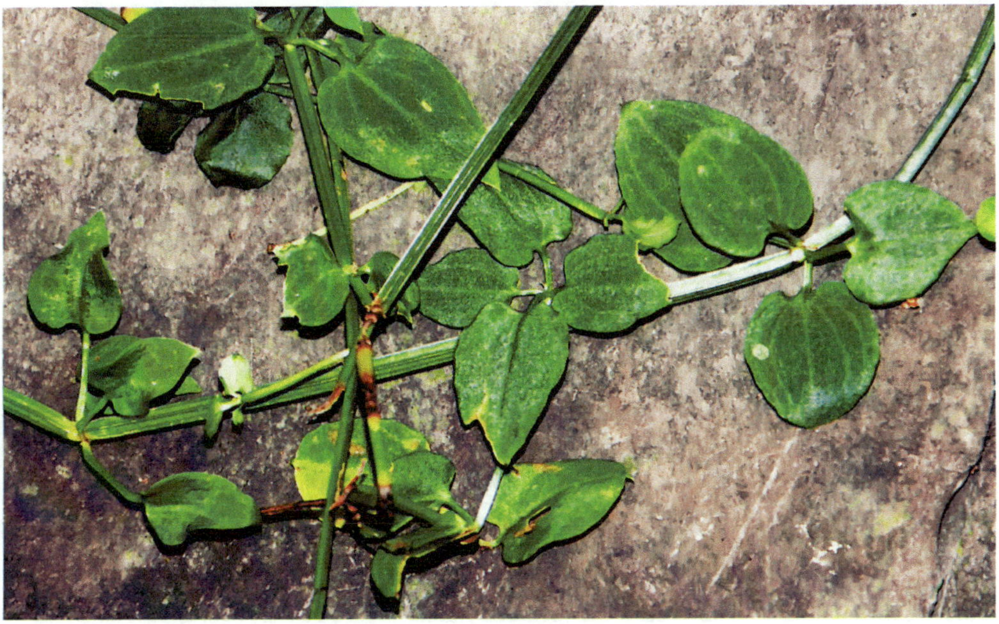

小　麦

来源及药用部位	禾本科植物小麦 *Triticum aestivum* L. 的颖果。
形态特征	一年生或二年生草本，高 60～100 cm。秆直立，通常具 6～9 节。叶鞘光滑，常较节间短；叶舌膜质、短小；叶片扁平，长披针形，先端渐尖，基部方圆形。穗状花序直立；小穗两侧扁平，每个小穗具花 3～9 朵，仅下部的花结实；颖短、革质，第 1 颖较第 2 颖宽；外稃膜质，微裂成 3 齿状；雄蕊 3 枚；子房卵形。颖果矩圆形或近卵形，浅褐色。花期 4—5 月，果期 5—6 月。
性味功效	甘，凉。养心，益肾，除热，止渴。
常用配方	①治妇人脏躁：小麦 30 g，甘草 10 g，大枣 10 枚，水煎服。②治消渴口干：小麦煮饭或煮粥，时时食之。③治老人小便淋沥、身热腹满：小麦 30 g，通草 6 g，水煎服。④治金疮出血不止：小麦粉适量，直接撒敷创面。

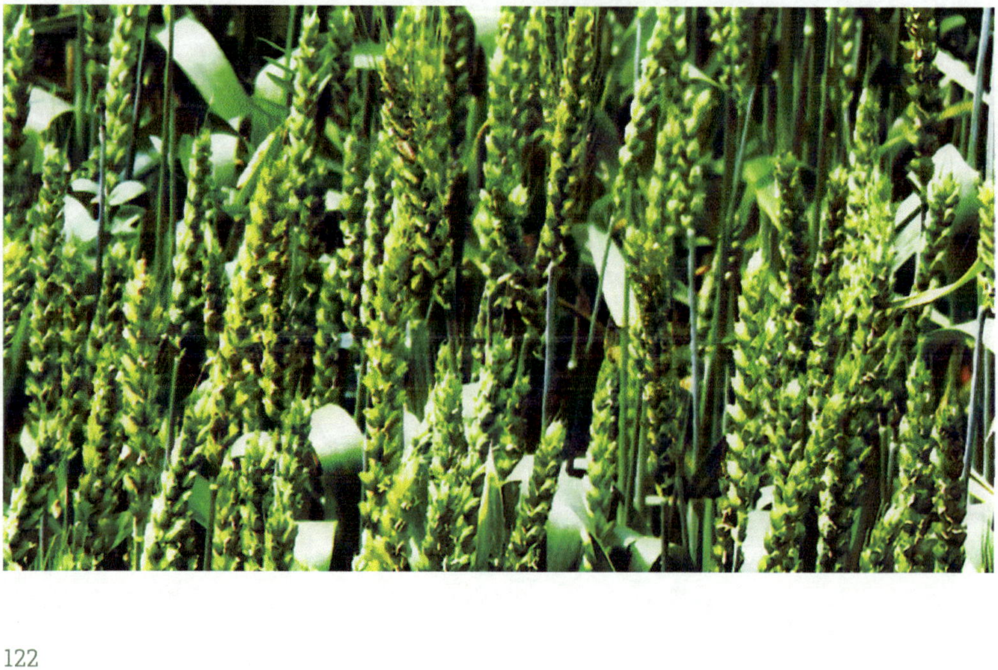

小花八角枫（狭叶八角枫）

来源及药用部位	八角枫科植物小花八角枫 *Alangium faberi* Oliv. 的根或叶。
形态特征	落叶灌木，高 1～4 m。树皮平滑，灰褐色或深褐色；小枝纤细，近圆柱形。叶互生；叶柄长 1～1.5 cm；叶片纸质，不裂或掌状 3 裂；不分裂者长圆形或披针形，先端渐尖或尾状渐尖，基部倾斜，上面绿色，下面淡绿色，幼时被粗伏毛，后几无毛；主脉和侧脉在下面明显。聚伞花序腋生，具花 5～10 朵；苞片三角形；花萼近钟形；花瓣 5～6 枚，线形；雄蕊 5～6 枚；子房 1 室。核果近卵圆形，熟时淡紫色。花期 6 月，果期 9 月。
性味功效	辛、苦，微温。祛风除湿，活血止痛。
常用配方	①治风湿性关节炎：小花八角枫根 30 g，丹参 15 g，水煎服。②治胃痛：小花八角枫 12～15 g，水煎服。③治跌打损伤：鲜小花八角枫叶适量，捣烂，敷患处。

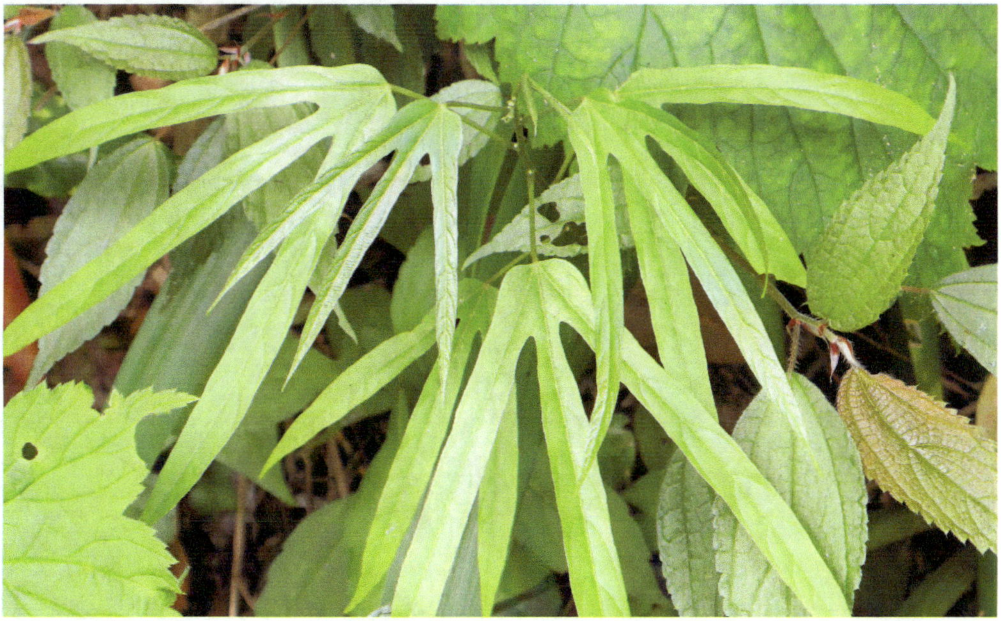

小花鸢尾根（六棱麻）

来源及药用部位	鸢尾科植物小花鸢尾 *Iris speculatrix* Hance 的根。
形态特征	多年生草本，高 30～40 cm。根茎横生，较粗壮，环节显著。基生叶箭形或条形，先端渐尖，基部鞘状，全缘。花茎扁平；花蓝紫色或淡蓝色；雄蕊 3 枚，花药白色；子房下位，3 室。蒴果椭圆形，熟时纵裂为 3 瓣。种子梨形，褐色。花期 4—5 月，果期 7—8 月。
性味功效	辛，温；有小毒。活血镇痛，祛风除湿。
常用配方	①治风湿痹痛：小花鸢尾根适量，水煎取液，浸洗患处。②治狗咬伤：小花鸢尾根 9 g，泡酒服。

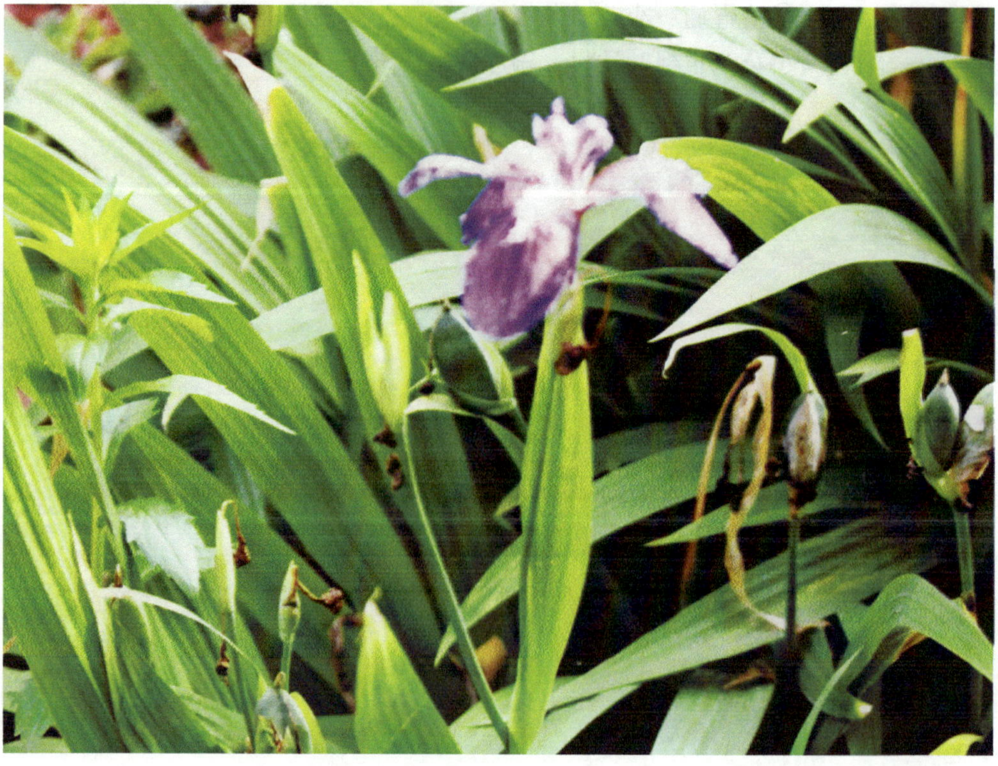

小花鬼针草（鹿角草、小鬼钗）

来源及药用部位	菊科植物小花鬼针草 *Bidens parviflora* Willd. 的全草。
形态特征	一年生草本。茎直立，四棱形，暗褐色，有毛。基生叶密集，具长叶柄；茎生叶互生或对生，二至三回羽状深裂，裂片线形，先端尖，全缘。头状花序顶生；总苞 2 ~ 3 列，苞片线状披针形；管状花黄色，先端 5 裂。瘦果线形，棕黑色，有 4 条棱，顶端有针刺 2 枚。花期 8—9 月。
性味功效	苦，微寒。清热解毒，活血祛瘀。
常用配方	①治跌打损伤：小花鬼针草 60 g，水煎，兑黄酒 30 mL 服。②治肠痈腹痛：小花鬼针草 60 g，水煎，加蜂蜜 60 mL 服。③治咽喉痛：鲜小花鬼针草 3 株，水煎服。④治风湿痹痛：小花鬼针草、臭梧桐各 30 g，水煎服。

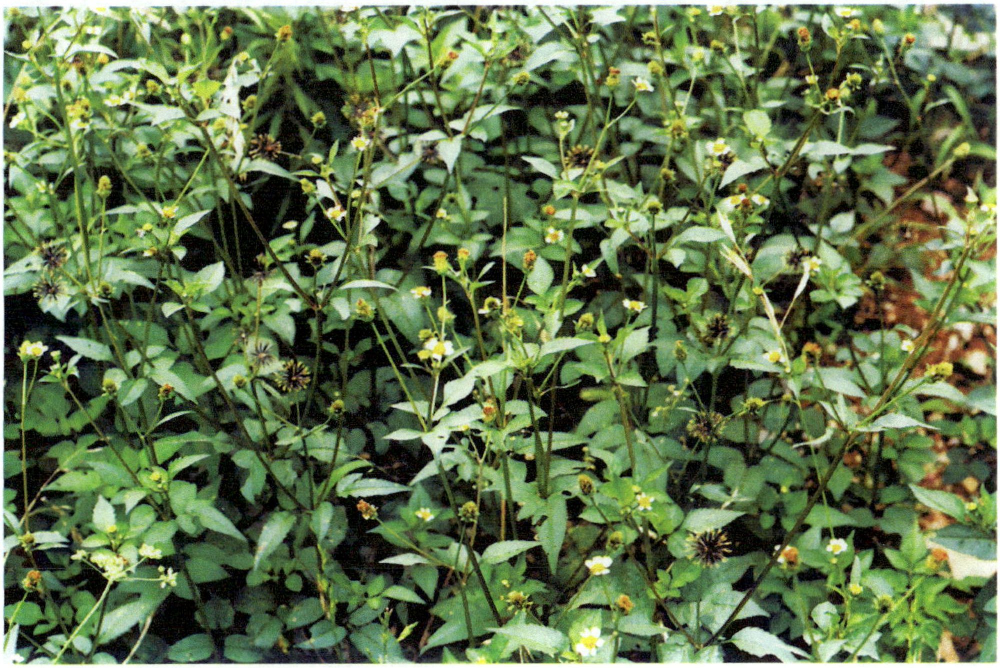

小花清风藤（小花清藤）

来源及药用部位	清风藤科植物小花清风藤 *Sabia parviflora* Wall. ex Roxb. 的叶或根。
形态特征	常绿木质藤木，长 2～4 m。单叶互生；有叶柄；叶片纸质，卵状披针形或长圆状椭圆形，先端渐尖，基部圆形；侧脉 5～8 条。花小，两性，绿色或黄绿色；聚伞花序排成圆锥状，有花 10～20 朵；萼片 5 枚，有红色条纹；雄蕊 5 枚；花盘杯状。分果近圆形。花期 3—5 月，果期 7—9 月。
性味功效	苦，凉。清热利湿，清肝利胆，祛风湿，消炎止痛。
常用配方	①治疗和预防黄疸性肝炎：鲜小花清风藤 50～80 g，水煎代茶饮。②治刀伤出血：鲜小花清风藤适量，捣烂，敷伤口。

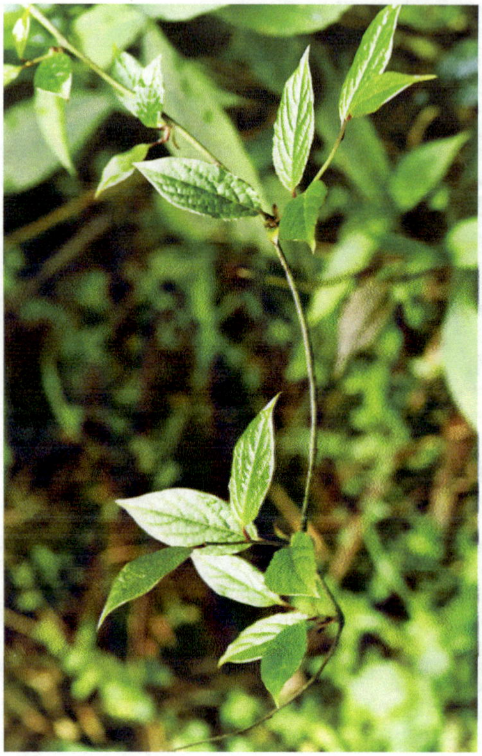

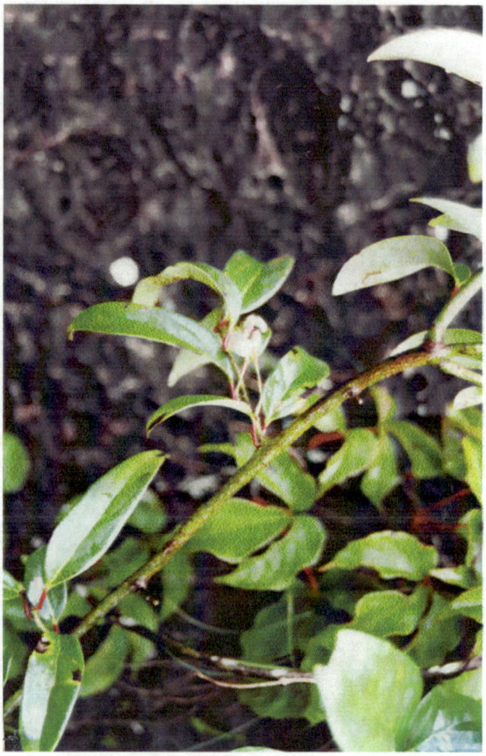

小连翘

来源及药用部位	藤黄科植物小连翘 *Hypericum erectum* Thunb. ex Murray 的全草。
形态特征	多年生草本，高 20 ~ 60 cm，全株无毛。茎圆柱形，绿色或略带红色，通常不分枝或上部稍有分枝。单叶对生；无叶柄；叶片长椭圆形、倒卵形或长圆状卵形，先端钝，基部抱茎，全缘，叶面散布黑色腺点。聚伞花序呈圆锥花序状，顶生或腋生；萼片 5 枚，狭长椭圆形；花瓣 5 枚，黄色；雄蕊多数，合生成 3 束；子房上位、3 室，花柱 3 枚。蒴果圆锥形。种子细小，多数。花期 7 月，果期 9 月。
性味功效	苦，寒。清热利湿，解毒散瘀。
常用配方	①治吐血、衄血、咯血、子宫出血：小连翘、地榆炭、白茅根各 12 g，水煎服。②治风湿性关节炎、神经痛：小连翘 15 g，酒渍片刻，水煎服。③治疖肿：小连翘 15 ~ 30 g，水煎服。

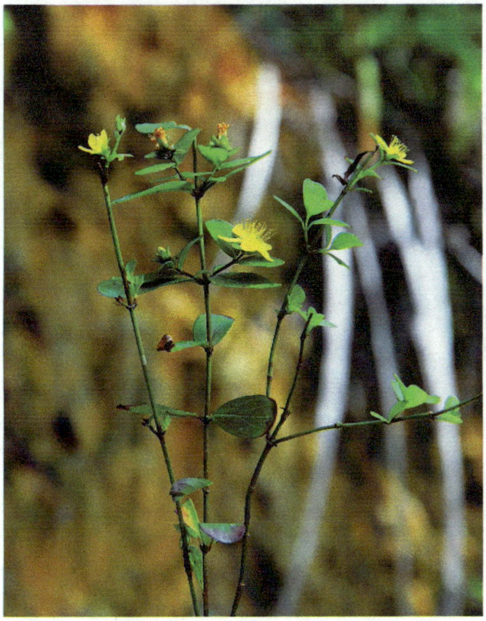

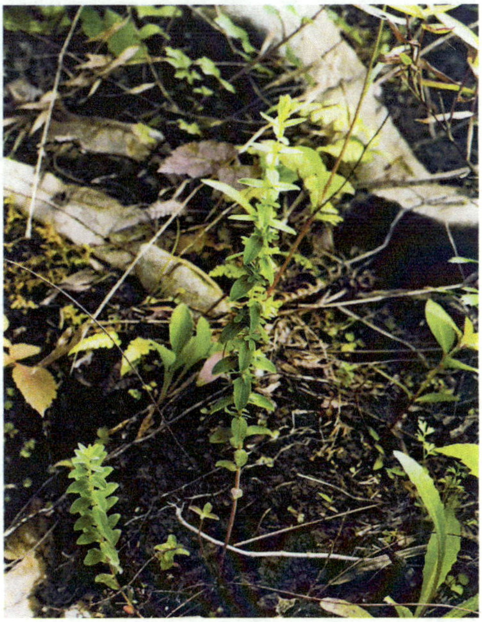

小果珍珠花

来源及药用部位	杜鹃花科植物小果珍珠花 *Lyonia ovalifolia* var. *elliptica* (Sieb. et Zucc.) Hand. -Mazz. 的叶、果实和根。
形态特征	落叶灌木或小乔木，高 3 ~ 7 m。幼枝有微毛，后脱落。叶互生；叶片纸质，卵形或卵状椭卵形，先端急尖或渐尖，基部圆形、圆楔形或近心形，全缘。总状花序生于去年枝条的叶腋；萼片三角状卵形；花冠白色，5 浅裂；雄蕊 10 枚；子房 4 ~ 5 室，有毛。蒴果扁球形，较小。花期 6 月，果期 10 月。
性味功效	甘，温。补脾益肾，活血强筋。
常用配方	①治脾虚泄泻：小果珍珠花叶 30 ~ 60 g，水煎服。②治肾虚遗精：小果珍珠花果、金樱子各 30 g，水煎服。③治午后潮热：小果珍珠花根 15 ~ 30 g，麦冬、生大黄各 9 g，荆芥 3 g，水煎服。

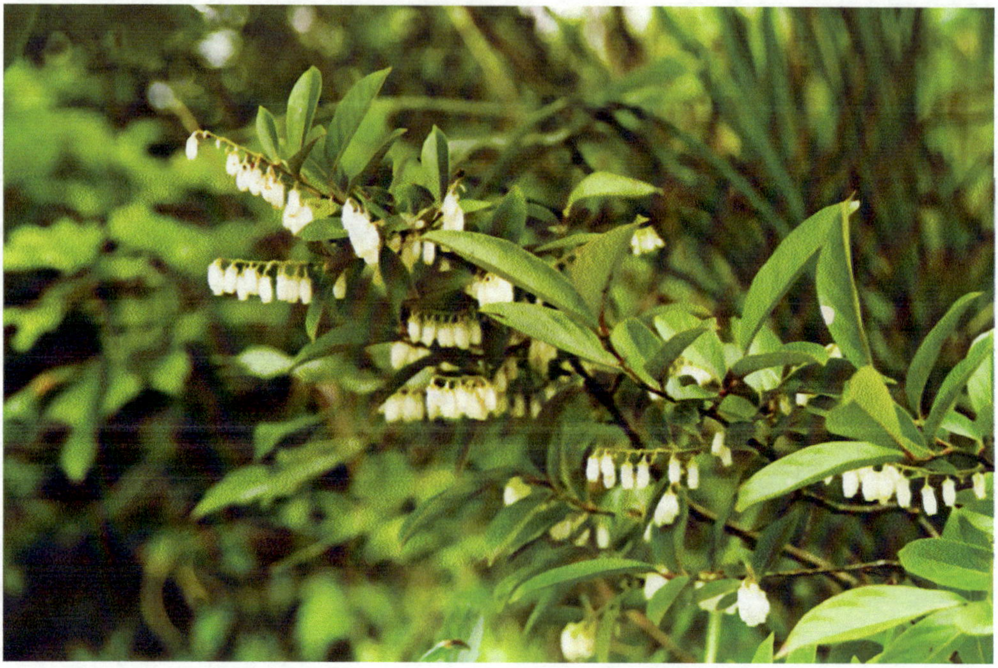

小夜关门

来源及药用部位	豆科植物截叶铁扫帚 *Lespedeza cuneata* (Dum. Cours.) G. Don 的全草。
形态特征	小灌木，高 70 cm 左右。根细长，条状，有分枝。茎直立，枝条紧密。三出复叶，互生；叶片密集，条状楔形，先端平截，基部窄楔形，全缘。总状花序腋生；花数朵，排列紧密；花萼 5 裂，钟状；蝶形花冠淡黄白色，心部带紫红色晕。荚果卵形，棕色。
性味功效	苦、辛，凉。补肾益肺，祛瘀消肿，消食除积。
常用配方	①治小儿疳积：小夜关门根、胡颓子根各 30 g（共蜜炙），麦芽、枯萝卜各 6 g，水煎代茶饮。②治湿热黄疸：小夜关门根 60 g，猪瘦肉 30 g，共炖服。③治水肿：小夜关门、乌药、积雪草各 30 g，白马骨 15 g，水煎服。④治小儿口疮：小夜关门 30 g，水煎加糖服。

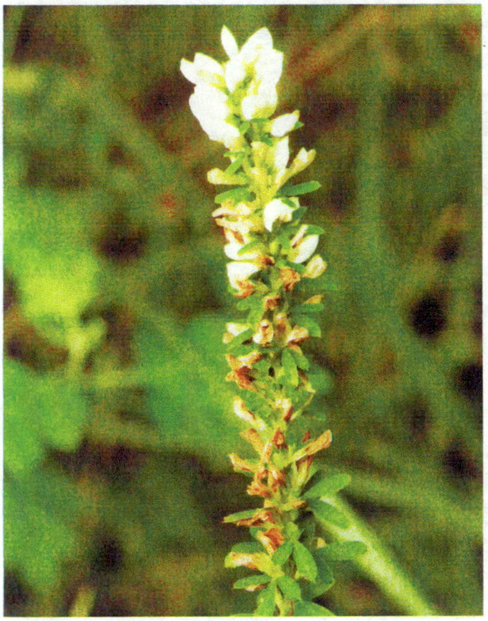

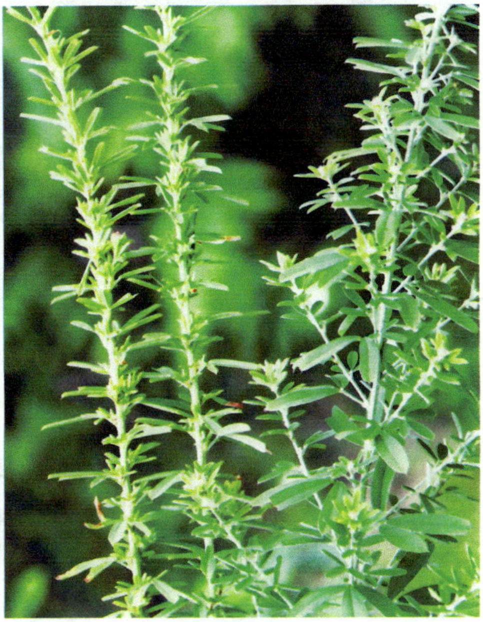

小贯众（公鸡头）

来源及药用部位	鳞毛蕨科植物贯众 *Cyrtomium fortunei* J. Smith 的根茎。
形态特征	多年生草本。根茎短，直立或倾斜，密被褐色鳞片。叶柄丛生，密被鳞片；单数羽状复叶，顶生叶三叉状，侧生羽片互生；小叶片镰刀形，先端渐尖，基部圆形，边缘具细锯齿。孢子囊群散生于小叶背面，囊群盖圆形，盾状，边缘膜质，褐色。
性味功效	苦、涩，微寒。清热解毒，凉血祛瘀，驱虫。
常用配方	①治疝气偏坠：小贯众 9～15 g，水煎服。②治赤痢：小贯众 24 g，槐花、地榆各 12 g，水煎服。③治崩漏：小贯众 3 g，醋炒，水煎服。④治痔疮出血：小贯众 30 g，炖猪大肠吃。⑤预防流感：小贯众、大青叶各 15 g，野菊花 9 g，水煎服。

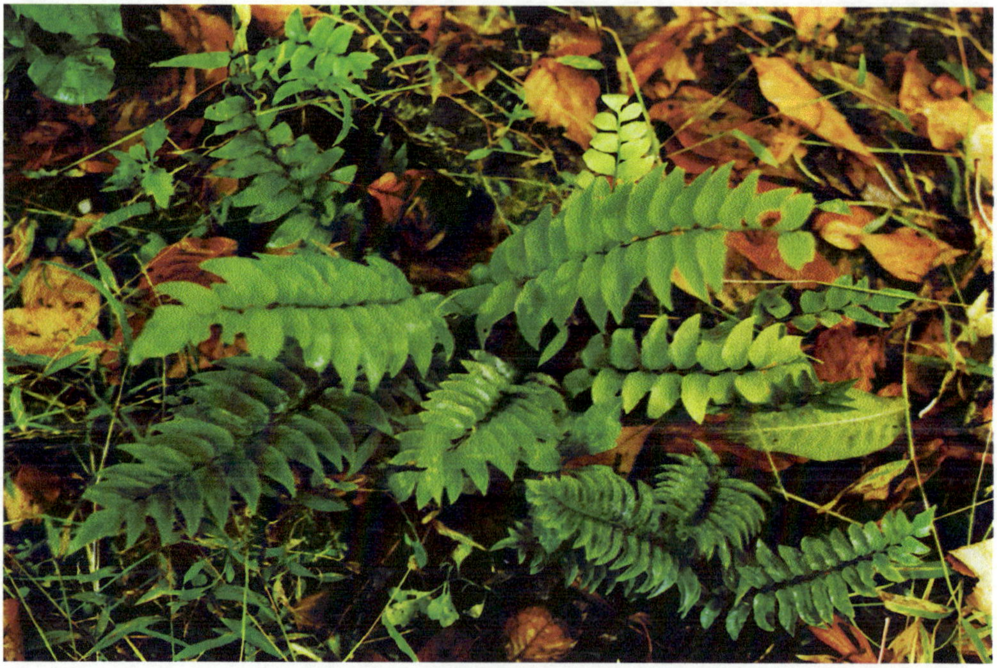

小通草（旌节花）

来源及药用部位	旌节花科植物云南旌节花 *Stachyurus yunnanensis* Franch. 或中国旌节花 *Stachyurus chinensis* Franch. 的叶。
形态特征	云南旌节花：常绿灌木。叶互生；有叶柄；叶片革质，椭圆形，先端短尖，基部圆形，边缘有细锯齿，下面白绿色微带紫晕。总状花序腋生，下垂；小花近无柄；小苞片 1 枚；萼片 4 枚，覆瓦状排列，与花冠均为黄绿色；花瓣 4 枚。蒴果球形，黑棕色。花期 3—4 月，果期 7—8 月。
性味功效	淡，平。清利湿热，通络解毒。
常用配方	①治水肿、小便不利：小通草、假酸浆、鲜茅根各 15 g，水煎服。②治黄疸胁痛：小通草、小花清风藤、齐头蒿各 20 g，水煎服。③治骨折肿痛：小通草、苎麻根、扶芳藤、泽兰各适量，捣烂，敷患处。④治乳汁不下：小通草 10 g，旋花根、无花果各 20 g，炖猪蹄吃。⑤治疔疮：小通草适量，捣烂，敷患处。

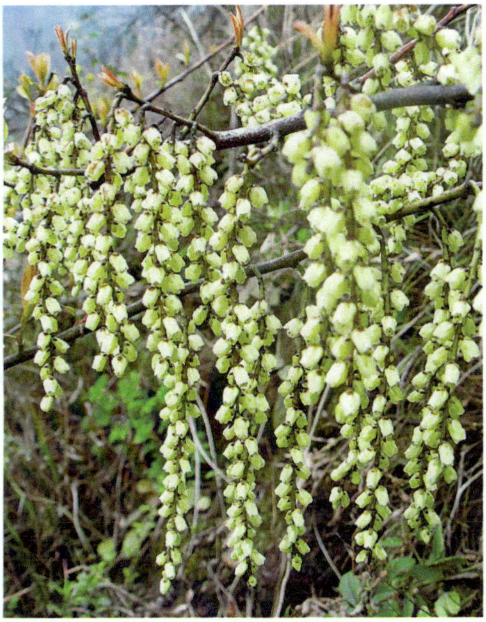
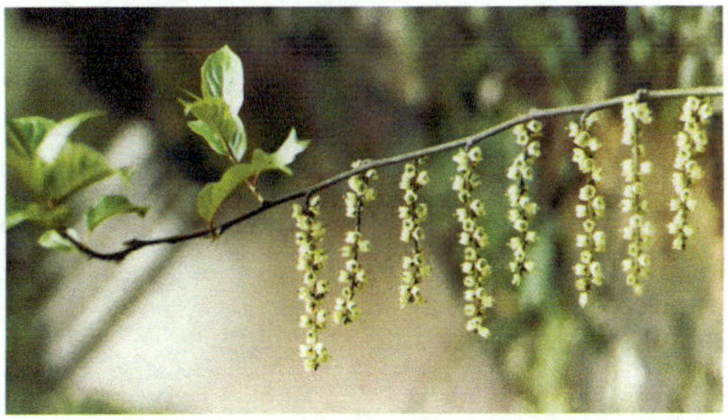
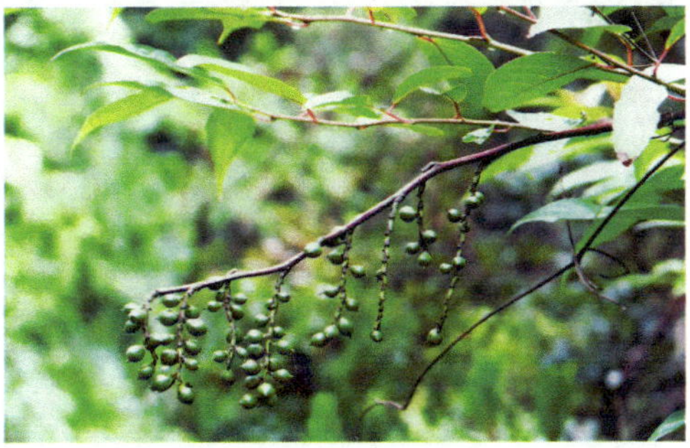

小黄连刺

来源及药用部位	小檗科植物堆花小檗 *Berberis aggregata* Schneid. 的根及茎叶。
形态特征	半常绿或落叶灌木，高可达 3 m。枝条棱显著，幼枝微有柔毛，老枝无毛，棕黄色，具黑色疣点。茎刺三分叉。叶近无叶柄；叶片近革质，簇生；叶片倒卵状长圆形至倒卵形，先端圆形，有短尖，基部渐狭，上面暗黄绿色，下面灰色。花多数，密生成短圆锥花序，浅黄色；花瓣倒卵形；子房有胚珠 2 个。浆果椭圆形或球形，熟时灰红色。花期 5—6 月，果期 7—9 月。
性味功效	苦，寒。清热燥湿，解毒。
常用配方	①治目赤红肿：小黄连刺适量，水煎取液，洗患处。②治湿热黄疸：小黄连刺 20 g，茵陈 25 g，水煎服。③治湿热痢疾：小黄连刺 30 g，水煎服。④治无名肿毒、湿疹：小黄连刺适量，研末，水或香油调敷患处。

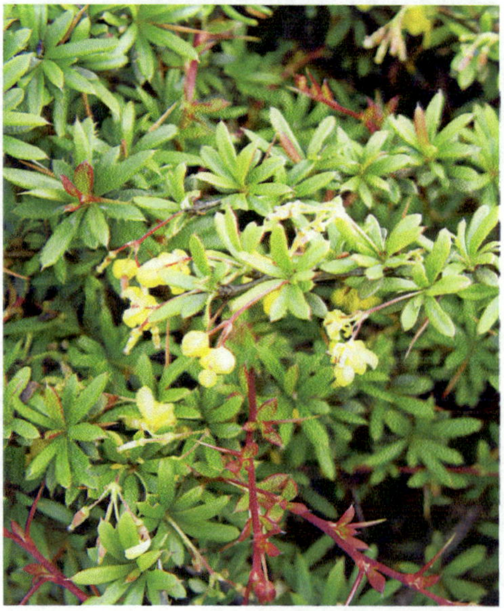

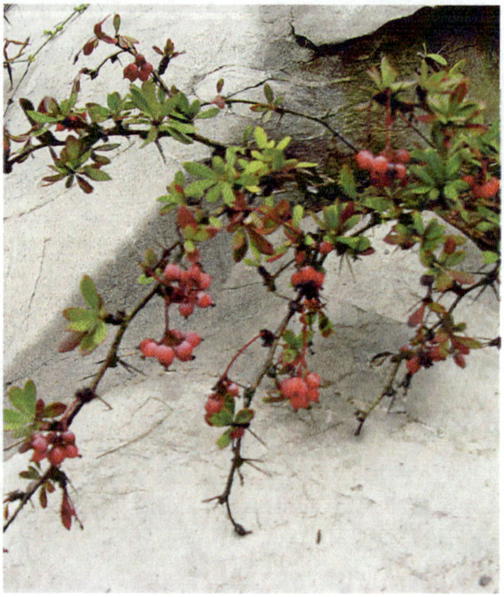

小鹅儿肠（繁缕、鹅儿肠菜）

来源及药用部位	石竹科植物繁缕 *Stellaria media* (L.) Cry. 的全草。
形态特征	一年生或二年生草本。茎纤细平卧，基部多少分枝。叶片宽卵形或卵形，顶端渐尖或急尖，基部渐狭或近心形，全缘。基生叶具长叶柄，上部叶常无叶柄或具短叶柄。疏聚伞花序顶生；花梗细弱，具 1 列短毛；萼片 5 枚，卵状披针形；花瓣白色，具 2 深裂，裂片近线形；雄蕊 3 ~ 5 枚；花柱 3 枚。蒴果卵形，顶端 6 裂，具多数种子。种子卵圆形至近圆形，稍扁，红褐色。花期 6—7 月，果期 7—8 月。
性味功效	酸，平。清热解毒，凉血消肿，活血止痛。
常用配方	①治无名肿毒：鲜小鹅儿肠、鱼鳅串各适量，捣烂，敷患处。②治骨折疼痛：小鹅儿肠、紫草、见血飞各等量，捣烂，敷患处。③治小儿高热：小鹅儿肠、小龙胆草各 5 ~ 10 g，水煎服。④治小便不利：小鹅儿肠、小通草各 10 g，水煎服。

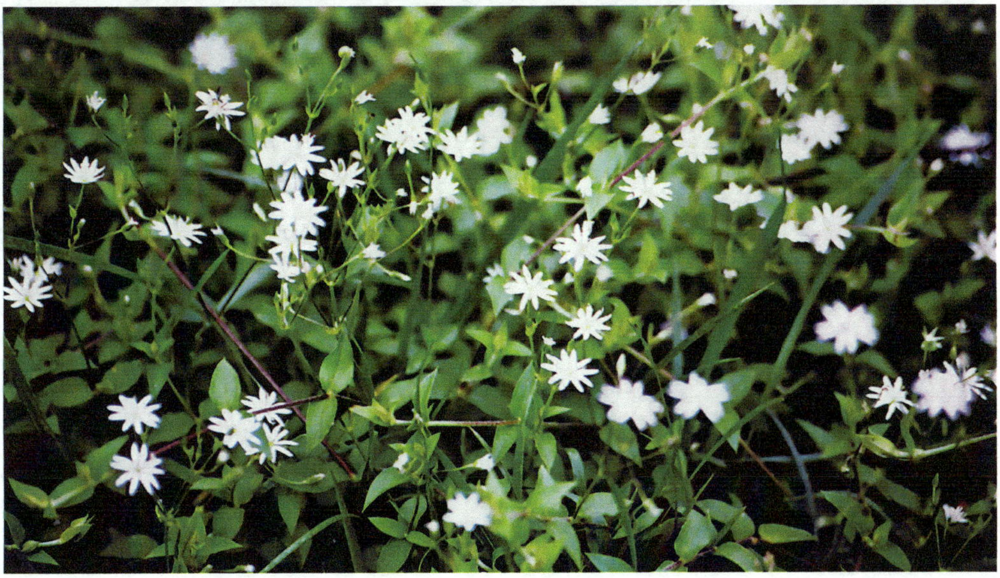

小蒜（薤白）

来源及药用部位	百合科植物薤白 *Allium macrostemon* Bunge 的全草。
形态特征	多年生草本。鳞茎广卵形，被白色膜被。根生叶线形，质柔软而有微棱。花葶于叶间抽出；伞形花序顶生；花小，淡红或淡紫色，有紫色背线；部分花序有多数紫黑色小珠芽。
性味功效	辛，温。健胃消食，解毒杀虫。
常用配方	①治食积饱胀：小蒜、木姜子各 10 g，水煎服。②治心悸胸痛：小蒜、小贯众根各 20 g，大果木姜子 10 g，水煎服。③治痢疾：鲜小蒜适量，捣烂为泥，每次吞服 5 g。④治皮肤瘙痒：小蒜、水蓼各适量，泡酒，搽患处。

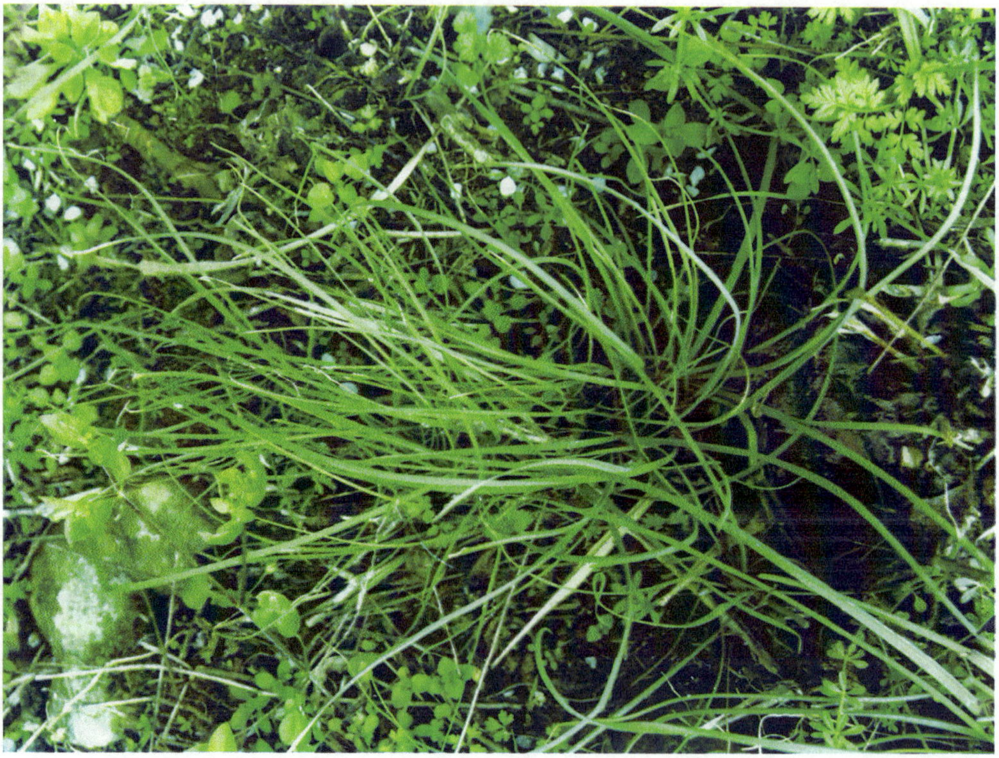

小蓟（小刺菜）

来源及药用部位	菊科植物刺儿菜 *Cirsium setosum* (Willd.) MB. 的全草。
形态特征	多年生草本。根茎长。茎直立，无毛或稍被绵毛。基生叶花期枯萎，茎中部或上部叶互生；叶片长椭圆状或椭圆状披针形，先端钝或圆形，基部楔形，叶缘有细密针刺或疏锯齿。花雌雄异株；头状花序单生于茎顶或枝端；总苞钟状，苞片6层；雄花花药紫红色；雌花花冠紫红色。瘦果椭圆形或长卵形，冠毛羽状。花期5—6月，果期5—8月。
性味功效	苦，凉。凉血止血，散瘀消肿。
常用配方	①治肝阳上亢引起的头痛：小蓟30 g，菊花10 g，水煎代茶饮。②治湿热黄疸：小蓟、凤尾草各30 g，水煎服。③治尿血：小蓟30 g，棕榈子、梧桐子各50 g，水煎服。④治扭伤肿痛：鲜小蓟、酸咪咪、连钱草各适量，捣烂，敷患处。⑤治舌上出血、齿衄：鲜小蓟90 g，捣烂取汁，加酒调服。

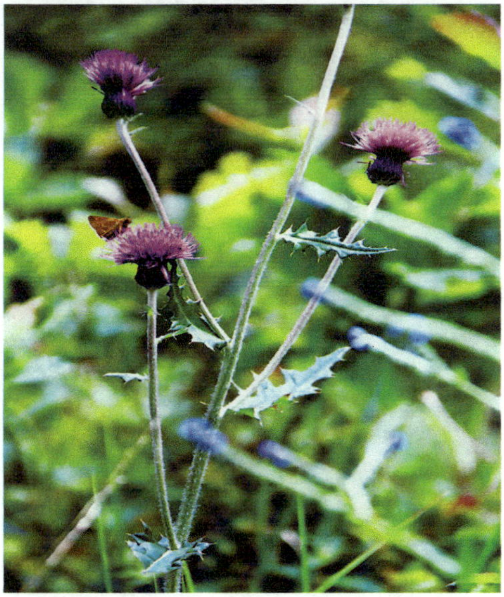

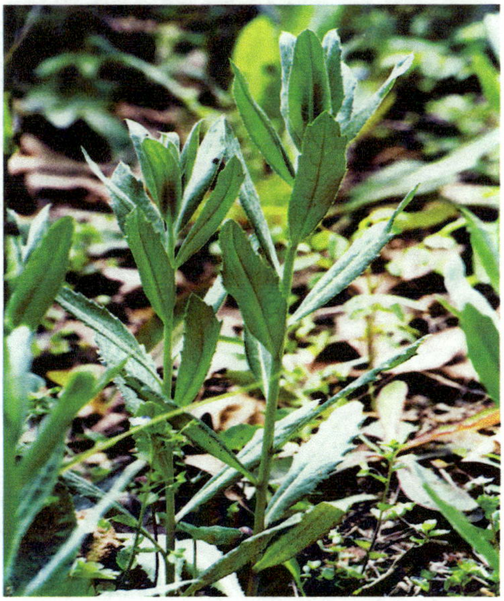

小槐花（清酒缸、路边青）

来源及药用部位	豆科植物小槐花 *Desmodium caudatum* (Thunb.) DC. 的根。
形态特征	灌木，高 1～2 m。茎直立，分枝多。三出复叶，互生；叶柄扁；叶片长椭圆形或披针形，先端尖，基部楔形，全缘。穗式总状花序顶生或腋生；苞片条状披针形；花萼近二唇形；蝶形花冠绿白色；旗瓣椭圆形，翼瓣窄小，龙骨瓣近圆形。荚果条形，稍弯，可黏附于人或动物。种子椭圆形。
性味功效	苦，凉。清热利湿，散瘀消积，消肿止痛。
常用配方	①治毒蛇咬伤：小槐花 15～30 g，红管药根 9～15 g，水煎服。②治小儿疳积：小槐花 30 g，与猪瘦肉同炖，喝汤吃肉。③治伤口溃烂：小槐花适量，水煎洗。④治痢疾腹痛：小槐花 30 g，水煎服。

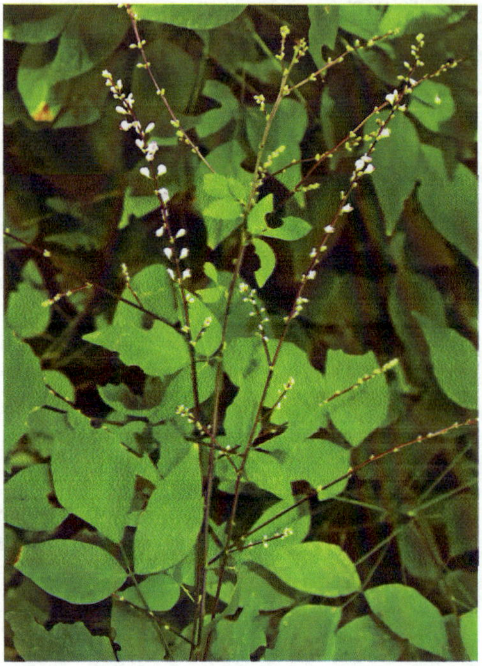

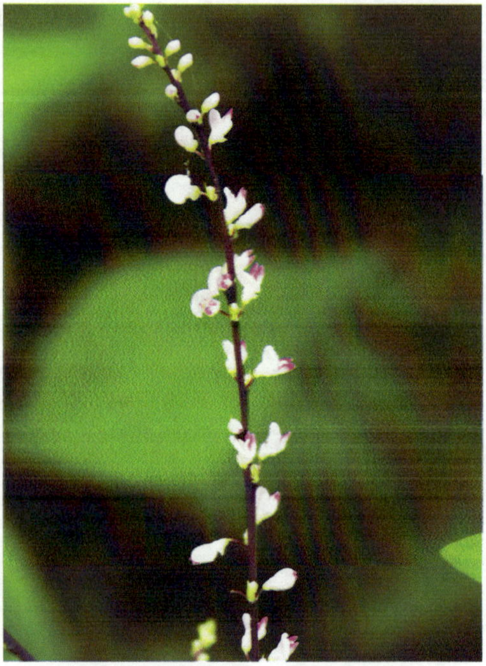

小蜡树叶（水冬青叶）

来源及药用部位	木犀科植物小蜡 *Ligustrum sinense* Lour. 的叶。
形态特征	落叶灌木或小乔木，高 2～4 m。小枝圆柱形，幼时被淡黄短柔毛。单叶对生；叶柄被短柔毛；叶片纸质或薄革质，卵形或披针形，先端锐尖，基部近圆形或宽楔形，上面深绿色；中脉被短柔毛。圆锥花序腋生或顶生，塔形；花萼钟状，4 裂；花冠黄白色，4 裂；花丝与裂片近等长，花药长圆形。核果球形。花期 3—6 月，果期 9—12 月。
性味功效	苦，凉。清热利湿，解毒消肿。
常用配方	①治湿热黄疸：鲜小蜡树叶 15～30 g，水煎服。②治湿热痢疾：鲜小蜡树叶 30～60 g（干叶 9～15 g），水煎服。③治跌打损伤、疮疡肿痛：鲜小蜡树叶适量，捣烂，敷伤处。④治烫伤：鲜小蜡树叶适量，捣烂，纱布包裹挤压取汁，用棉球蘸搽患处。

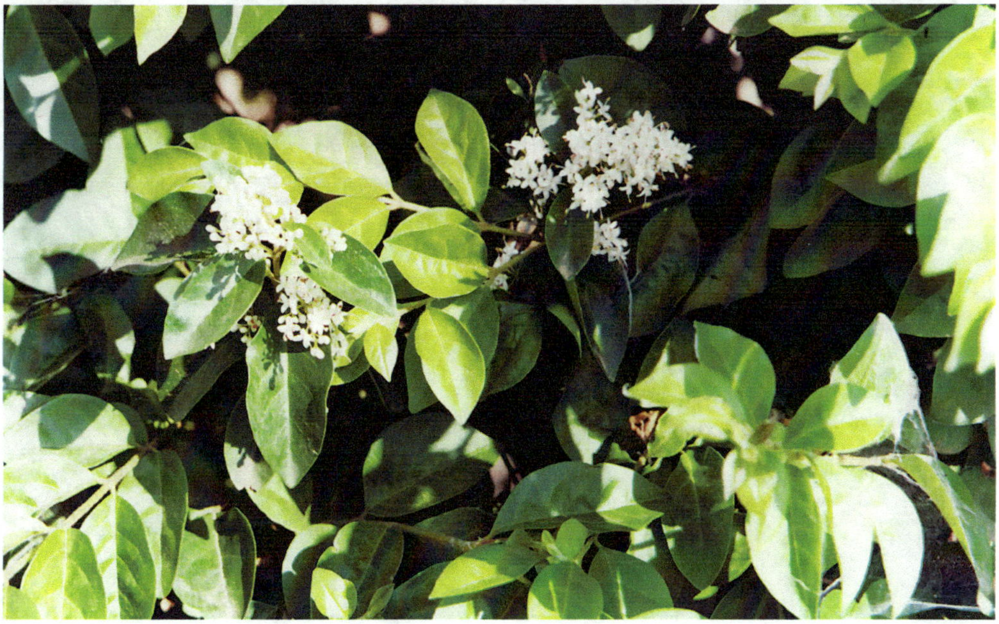

山木通

来源及药用部位	毛茛科植物山木通 *Clematis finetiana* Lévl. et Vant. 的根或叶。
形态特征	半常绿攀缘灌木。茎红褐色，有条纹。三出复叶，单叶对生；叶柄旋卷；小叶披针形、宽卵形或卵状长方形，基部心形或圆形，先端尖或长尖，全缘，革质。单花或 3 ~ 5 朵花成总状花序，腋生；苞片线形，先端 3 齿裂；花梗长 5 ~ 12 cm，有毛；花柄中间有时有微小苞片；花白色；花被 4 枚；雄蕊多数，花丝扁平；雌蕊甚密，子房及花柱均有长直毛。瘦果纺锤形而扁。
性味功效	苦，温。祛风活血，利尿通淋。
常用配方	①治关节肿痛：鲜山木通叶适量，捣烂，敷痛处。②治跌打损伤：鲜山木通根 60 g，茜草根 15 g，水、酒各半煎服。

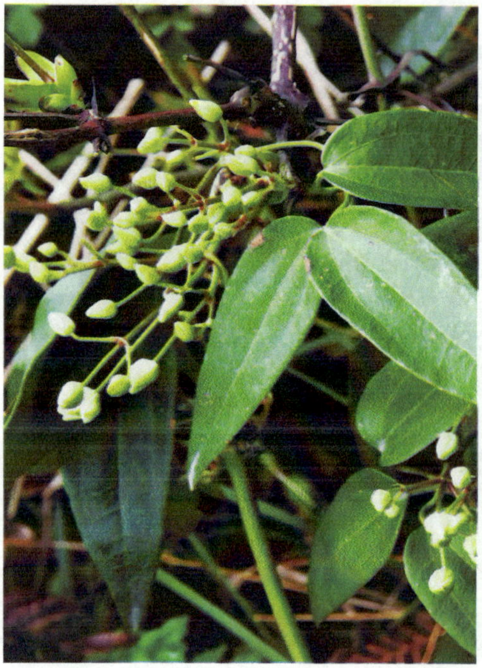

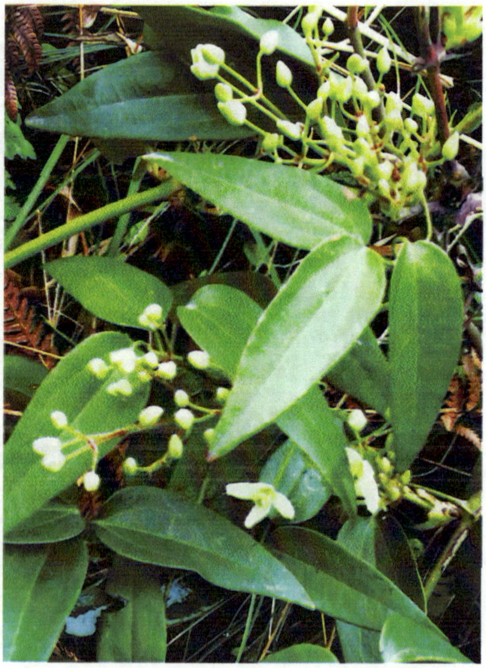

山白菊

来源及药用部位	菊科植物三脉紫菀 *Aster ageratoides* Turcz. 的根、叶。
形态特征	多年生草本，高 40 ~ 100 cm。根茎粗壮。茎直立，具棱及沟，被柔毛或粗毛，上部有时曲折，有分枝。下部叶花期枯落，叶片卵圆形；中部叶椭圆形；上部叶渐小；基生脉 3 条，侧脉 3 ~ 4 对。头状花序排成伞房状；舌状花长圆形，紫色或白色；管状花黄色，有裂片。瘦果倒卵状长圆形。花期、果期 7—12 月。
性味功效	辛、苦，微寒。清热解毒，祛痰镇咳，凉血止血。
常用配方	①治感冒发热：山白菊根、一枝黄花各 9 g，水煎服。②治咽痛、咳嗽：山白菊叶 30 g，水煎服。③治热淋、黄疸：山白菊叶 90 g，水煎服。④治吐血、衄血、便血：鲜山白菊根 60 ~ 90 g（或干品 20 ~ 30 g），水煎服。⑤治湿热泻痢：山白菊叶 30 g，马齿苋、车前草各 15 g，水煎服。

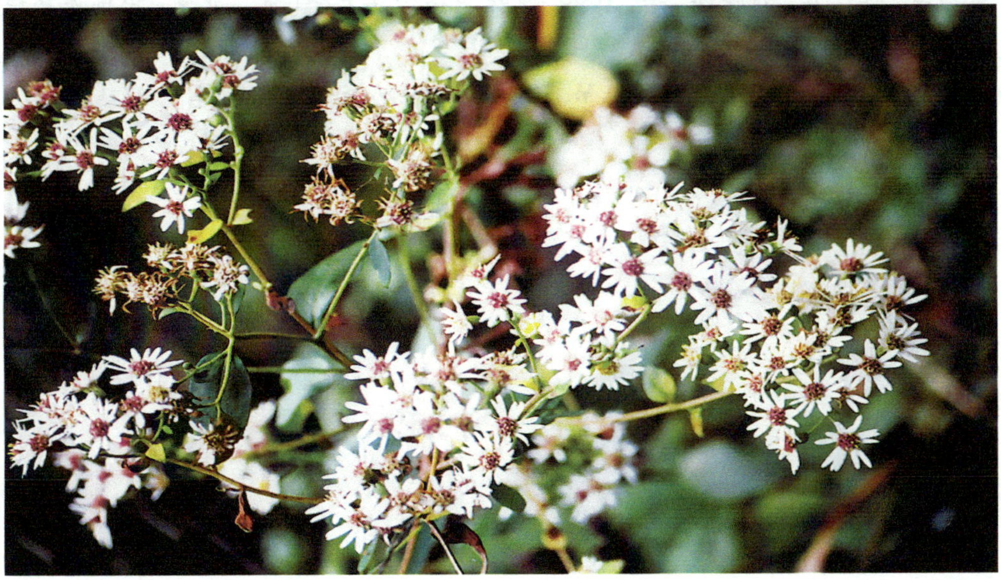

参考文献

《中医大辞典》编辑委员会，1982. 中医大辞典：中药分册. 试用本［M］. 北京：人民卫生出版社.

江苏新医学院，1979. 中药大辞典［M］. 上海：上海科学技术出版社.

杨卫平，2001. 临床常用中药手册［M］. 贵阳：贵州科技出版社.

杨卫平，2004. 新编中草药彩色图谱与验方［M］. 南昌：江西科学技术出版社.

杨卫平，夏同珩，李朝斗，2007. 药食同用中草药及验方［M］. 贵阳：贵州科技出版社.

杨济秋，杨济中，1978. 贵州民间方药集［M］. 贵阳：贵州人民出版社.

国家中医药管理局，《中华本草》编委会，1999. 中华本草：全 10 册［M］. 上海：上海科学技术出版社.

国家药典委员会，2020. 中华人民共和国药典：2020 年版. 一部［S］. 北京：中国医药科技出版社.

钟赣生，2012. 中药学［M］. 北京：中国中医药出版社.

贺振泉，侯连兵，刘晓玲，等，1999. 单味中药治病大全［M］. 北京：中国医药科技出版社.

唐德才，吴庆光，2016. 中药学［M］. 3 版. 北京：人民卫生出版社.